Jenny Oldenburger

Untersuchung der Arbeitsbelastungen und gesundheitlichen Beeinträchtigungen der Pflegekräfte unter besonderer Berücksichtigung des Migrationshintergrundes

disserta Verlag

Oldenburger, Jenny: Untersuchung der Arbeitsbelastungen und gesundheitlichen Beeinträchtigungen der Pflegekräfte unter besonderer Berücksichtigung des Migrationshintergrundes. Hamburg, disserta Verlag, 2015

Buch-ISBN: 978-3-95425-980-9
PDF-eBook-ISBN: 978-3-95425-981-6
Druck/Herstellung: disserta Verlag, Hamburg, 2015
Covermotiv: © laurine45 – Fotolia.com

Bibliografische Information der Deutschen Nationalbibliothek:
Die Deutsche Nationalbibliothek verzeichnet diese Publikation in der Deutschen Nationalbibliografie; detaillierte bibliografische Daten sind im Internet über http://dnb.d-nb.de abrufbar.

© disserta Verlag, Imprint der Diplomica Verlag GmbH
Hermannstal 119k, 22119 Hamburg
http://www.disserta-verlag.de, Hamburg 2015
Printed in Germany

Zusammenfassung

Bewältigung von Arbeitsbelastungen und gesundheitlichen Beeinträchtigungen aus der differenzierten Sicht von Pflegekräften mit und ohne Migrationshintergrund in der stationären Altenpflege.

Einleitung und Erkenntnisinteresse: Demografische Veränderungen sowie die Zunahme der Pflegebedürftigen, haben die Erwartungen und Bedingungen auf dem Pflegemarkt verändert. Die heutige Altenpflege verfügt nur über knappe finanzielle Ressourcen, was sich auf die personelle Ausstattung in den Einrichtungen niederschlägt. Trotz der Integration ausländischer Fachkräfte, kann diese Situation langfristig nicht verändert werden. Vor diesem Hintergrund ist eine Zunahme der bereits hohen Beanspruchung des Altenpflegepersonals zu erwarten. Daraus ergibt sich die Notwendigkeit, die möglichen Strategien bei der Stress- und Krankheitsbewältigung zu ermitteln und die Gesundheitsressourcen der Pflegekräfte zu stärken. Ziel dieser Untersuchung ist es, Informationen zum individuellen Erleben von Arbeitsbelastungen, Krankheiten und den Bewältigungsstrategien von Pflegekräften unterschiedlicher Nationalität zu sammeln.

Methode: Es wurden sechs teilstrukturierte episodische Interviews mit Altenpflegekräften deutscher und nicht deutscher Herkunft durchgeführt. Dabei wurden ihre Wahrnehmungen und Erfahrungen in Bezug auf Gesundheit und Krankheit, sowie Krankheits- und Stressbewältigung erhoben. Die Interviews wurden daraufhin vollständig transkribiert sowie inhaltsanalytisch ausgewertet.

Ergebnisse: Die Pflegekräfte mit und ohne Migrationshintergrund sind in gleichermaßen den zahlreichen Arbeitsbelastungen ausgesetzt. Wobei ausländische Beschäftigte zusätzlich über Probleme im Team klagen. In Bezug auf die Vorstellungen von Gesundheit und Krankheit lassen sich die Pflegenden von den durch Ausbildung erlernten Kenntnissen leiten. Mit eigenen Erkrankungen gehen sie überwiegend präventiv um. Im Umgang mit Stresssituation nutzen die Beschäftigten mit und ohne Migrationshintergrund unterschiedliche Formen direkter Handlung.

Schlussfolgerung: Die Handlungs- und Sichtweisen der Menschen unterscheiden sich nicht nur in Bezug auf die Zugehörigkeit dieser Menschen zu einer oder anderen Kultur. Sie sind bei den Menschen gleicher Nationalität ebenso unterschiedlich. Jedoch lässt sich vermuten, dass Menschen aus kollektivistischen Kulturen sich bei der Wahl von Bewältigungsstrategien von anderen Werten und Normen leiten lassen, als Menschen aus individualistischen Gesellschaften.

Abstract

Coping with work pressure and health problems from the differentiated views' of nurses with and without migration background in the inpatient nursing care for the elderly.

Introduction and knowledge interests: Demographic changes and the increase of dependent persons have changed the expectations and conditions on the care market. Today's care for the elderly has limited financial resources, which is reflected in staffing at the facilities. Despite the integration of foreign workers, this situation cannot be changed in the long term. On account of this background, an increase in the already high strain on the nursing staff is expected. Hence there has emerged the necessity to identify possible strategies for stress and disease management and to strengthen the health resources of the nurses. The objective of this study is to collect information about individual experiences of work stress, disease, and coping strategies of nurses from different nationalities.

Method: Six semi-structured episodic interviews were conducted with nursing staff of German and non-German origin. Their perceptions and experiences in relation to health and disease, as well as disease and stress management were raised. Hereupon the interviews were fully transcribed and content-analytically evaluated.

Results: The nurses with and without migration background are similarly exposed to numerous workloads. Whereby, foreign workers complain about problems in the team in addition. In relation to the concepts of health and disease, the nursing staff allows themselves to be guided by the nursing skills learned through training. With their own diseases they deal mainly preventive. Whilst handling with stressful situations the employees with and without migration backgrounds use different forms of direct action.

Conclusion: The actions and views of the people are not only different in terms of their belonging to another culture. They differ within the same nationality as well. However, it can be assumed that people from collectivist cultures are guided in the choice of coping strategies by other values and norms, as people from individualistic societies.

Inhaltsverzeichnis

Tabellenverzeichnis

Abbildungsverzeichnis

Abkürzungsverzeichnis

AIDS   Acquired Immune Deficiency Syndrome (engl. „erworbenes Immundefektsyndrom")

AFGJS   Senatorin für Arbeit, Frauen Gesundheit, Jugend und Soziales

BGW   Berufsgenossenschaft für Gesundheitsdienst und Wohlfahrtspflege

BKK   Betriebskrankenkasse

BRD   Bundesrepublik Deutschland

DAK   Deutsche Angestellten-Krankenkasse

DOC   Microsoft Word-Dokument

SGB   Sozialgesetzbuch

WHO   World Health Organization

I Einleitung

1 Ausgangssituation und Forschungsstand

Ausgangsbasis für die aktuelle Diskussionen über die Arbeitssituation in der stationären Altenpflege und die Gesundheit von Altenpflegekräften sind meist die demografische Entwicklung und die damit einhergehende Besorgnis, dass es in naher Zukunft zu einem gravierenden Mangel an Pflegepersonal bei gleichzeitigem Anstieg der Anzahl an Pflegebedürftigen kommt (vgl. Brause et al., 2010, S. 1).

Trotzt wachsender Bedeutung des Altenpflegeberufs wendet sich die gesundheitswissenschaftliche Forschung der Arbeitssituation in der Altenhilfe erst seit wenigen Jahren zu. Dies erklärt sich dadurch, dass die Altenpflege als Beruf mit medizinisch-pflegerischer und sozialpflegerischer Ausbildung erst in den letzten zwei Jahrzehnten anerkannt wurde (vgl. Zimber, 1998, S. 418).

Zudem besitzt dieses Berufsfeld ein negatives Image in der Öffentlichkeit, sodass sich immer weniger Interessenten für die altenpflegerische Tätigkeitsausübung entscheiden (vgl. Bomball et al., 2010, S.4). Stichworte wie „Pflegenotstand" oder "Personalengpass" kennzeichnen die heutige Situation in der Altenpflege (vgl. Zellhuber, 2003, S.11).

Schon seit den Fünfzigerjahren wird seitens des Staates versucht, das bestehende Problem u. a. durch Anwerben von ausländischem Pflegepersonal zu beheben (vgl. Sander, 2005, S. 21). Deswegen sind heute viele Teams der Altenpflege multikulturell zusammengesetzt, sodass die Arbeit mit unterschiedlichsten Personen aus verschiedenen Ländern mittlerweile zum Alltag gehört. Trotz der Integration ausländischer Fachkräfte ist nur ein geringer Nachwuchs an qualifizierten Pflegekräften festzustellen.

Künftig wird sich aller Wahrscheinlichkeit nach die aktuelle Handlungsbedarf nur noch verschärfen. Das Konzept der stationären Alterseinrichtungen als Institutionen mit einem langjährigen Wohnen im Alter wird nicht mehr funktionieren, da die Pflege vermehrt in häuslicher Umgebung stattfinden und erst in Spät- und Endstadien chronischer Krankheit von den stationären Einrichtungen übernommen wird. Das führt zu einem starken Wandel in der Bewohnerstruktur, indem eine Verdichtung von stark beeinträchtigen Patienten und Patientinnen zu beobachten sein wird. Die strukturellen und personellen Rahmenbedingungen werden mit dieser veränderten Bewohnerstruktur und der Verschiebung der Aufgaben kaum mithalten können (vgl. Brause et al., 2010, S.1-2).

Daraus ergibt sich für die Wissenschaft ein dringender Bedarf, sich mit den Arbeitsbedingungen der Mitarbeiter in der Altenpflege und Folgen für ihre physische und psychische Gesundheit auseinanderzusetzen (vgl. Zimber, 1998, S.418).

Die gesundheitliche Situation in der Pflege gewinnt in der letzten Zeit vermehrt an wissenschaftlichem Interesse.. Die zahlreichen (inter-)nationalen Publikationen berichten fast ausnahmslos über die starken physischen und psychischen Belastungen und den häufigen Krankenstand der Mitarbeiter und Mitarbeiterinnen in der Pflege. In diesem Kontext bedeutet das, dass sie öfter arbeitsunfähig gemeldet sind als andere Berufsgruppen – oder gar frühzeitig aus ihrem Beruf aussteigen (vgl. u.a. Ahlberg-Hulten et al., 1995; Brause et al., 2010; Berger et al., 2001; Brandenburg 2006; DBfK 2009; Grabbe et al., 2005; Hasselhorn et al., 2005; Macpherson et al., 1994; Schminke, 2009; Wieland, 2009).

Jedoch nicht jede Belastung führt zu körperlichem oder psychischem Schaden. Stressbewältigung kann hier als eine Einflussgröße für Gesundheit und Krankheit angesehen werden. Sie ist aber ihrerseits von den Stresswahrnehmungen und den Ressourcen des Individuums abhängig.

Im Alltag greifen die Menschen zu den vorhandenen Ressourcen und stützen sich dabei auf ihre eigenen komplexen Vorstellungen und Wissensbestände über die Gesundheit (vgl. Faltermaier et al., 1998a, S.311). In diesen Vorstellungen über Gesundheit kommen soziale und kulturelle Konstruktionen zum Ausdruck (vgl. Flick et al., 2004, S. 31). Jede Kultur hat ein Ideensystem, welches aus Wissen dieser Kultur über die Körper, Gesundheit und Krankheit besteht (vgl. Lux, 2001, S.30).

In der Altenpflege arbeiten viele Menschen aus verschiedenen Kulturkreisen zusammen, was darauf hinweist, dass sie auch vielfältige Gesundheits- bzw. Krankheitsvorstellungen haben und auch unterschiedliche Bewältigungsstrategien ergreifen können.

An dieser Stelle scheint es von großem Interesse, das Thema Umgang mit Arbeitsbelastungen und gesundheitlichen Beschwerden unter dem Aspekt des möglichen Migrationshintergrundes der Altenpfleger und Altenpflegerinnen zu beleuchten.

2 Fragestellung und Zielsetzung der Studie

Forschungsfrage:

Wie bewältigen die Altenpflegekräfte mit und ohne Migrationshintergrund ihre Arbeitsbelastungen, und wie gehen sie mit ihren Erkrankungen um?

Um diese Frage ausführlich zu beantworten, müssen weitere Subfragen bearbeitet werden:

Warum sind die Altenpflegekräfte durch die ausgeübte Tätigkeit physisch und psychisch belastet?

Welche Arbeitsbelastungen gibt es in der Altenpflege und wie wirken sie sich auf den Gesundheitszustand der Pflegekräfte aus?

Welchen konkreten Belastungen sind die Altenpflegekräfte mit und ohne Migrationshintergrund ausgesetzt, und welche Ursachen sehen sie dafür?

Welche gesundheitlichen Beeinträchtigungen weisen sie auf?

Zu welchen Bewältigungsstrategien greifen die Altenpflegekräfte mit und ohne Migrationshintergrund im Umgang mit Arbeitsbelastungen und Erkrankungen? Über welche Ressourcen verfügen sie?

Die vorliegende Untersuchung setzt sich zum Ziel, Informationen zum individuellen Erleben von Arbeitsbelastungen, Erkrankungen, sowie Auskünfte über bevorzugte Bewältigungsstrategien von Pflegekräften unterschiedlicher Nationalität zu sammeln, und somit zur Aufrechterhaltung eines guten Gesundheitszustandes von Pflegekräften beizutragen.

3 Inhaltlicher Aufbau

Das vorliegende Buch besteht aus einem theoretischen und praktischen Teil. Im praktischen Teil werden die Ergebnisse einer explorativen qualitativen Untersuchung an Mitarbeitern der stationären Altenhilfe vorgestellt.

Als Erstes wird im Kapitel II der theoretische Hintergrund detailliert beschrieben. Das Unterkapitel 1 behandelt die heutige Situation in der Altenpflege, die durch eine steigende Lebenserwartung der Menschen und somit durch Wachstum der Pflegebedürftigen beeinflusst ist (1.1). Schon heute ist der Altenpflegesektor durch einen gravierenden Fachkräftemangel gekennzeichnet (1.2). Um Personalengpässe zu kompensieren, wurden unter anderem ausländische Pflegekräfte für die Arbeit in Deutschland angeworben (1.3).

Die altenpflegerische Tätigkeit wird sehr oft in Verbindung mit physischen und psychischen Belastungen angesehen (Unterkapitel 2, 2.1). Zudem haben Altenpflegekräfte einen höheren Krankenstand als der Durchschnitt der versicherten Erwerbstätigen in Deutschland (2.2). Hinsichtlich bestimmter Diagnosegruppen liegt die Krankheitslast bei nicht deutschen Teammitgliedern deutlich höher als bei deutschen Versicherten. Darüber hinaus leiden die Beschäftigten in der Altenpflege oft an stressbedingten psychosomatischen und psychiatrischen Erkrankungen (2.3).

Jedoch können Arbeitsbelastungen in keinem direkten Zusammenhang mit gesundheitlichen Beschwerden gebracht werden. Denn nicht jede Belastung wird zu einer Beanspruchung. Vor diesem Hintergrund wird im Unterkapitel 3 „das kognitive Stresskonzept" von Lazarus und Launier, sowie Bewältigungsstrategien und Ressourcen dargestellt.

Jede Situation wird von Individuen zuerst eigeschätzt (3.1). Wird die Situation als stressend empfunden, werden mögliche Bewältigungsstrategien gewählt (3.2). Das Individuum wägt seine individuellen Bewältigungsfähigkeiten und -möglichkeiten (Ressourcen) ab, die die Wahrnehmung der Stresssituation kompensieren können (3.3).

Die Wahl von Bewältigungsstrategien und Ressourcen ist von subjektiven Konzepten von Gesundheit und Krankheit beeinflusst. Unterkapitel 4 behandelt subjektive Wahrnehmungen von Gesundheit und Krankheit (4.1), die vor allem durch kulturelle Einflüsse und im Pflegeberuf erlernte Konzepte geprägt sind (4.2; 4.3).

Ein zweiter Teil des vorliegenden Buches widmet sich der Darstellung von Ergebnissen, die mittels qualitativer Untersuchung zum Umgang mit Arbeitsbelastungen und gesundheitlichen Beeinträchtigungen der Mitarbeiter in stationären Altenhilfeeinrichtungen gewonnen sind. Im Kapitel III werden qualitative Methoden detailliert beschrieben. Kapitel IV beinhält die Ergebnisse der durchgeführten Forschung. Beendet wird das Buch mit einigen Empfehlungen für die Praxis.

Die Anregung zu dieser Studie ging von Ergebnissen einer vergleichenden Untersuchung zur gesundheitlichen Situation bei Pflegekräften mit und ohne Migrationshintergrund in Bremer stationären Alterseinrichtungen aus. Diese Untersuchung wurde von der Autorin im Rahmen ihres Masterstudiums als Projektarbeit durchgeführt. Dabei wurden 50 Mitarbeiter und Mitarbeiterinnen mit und ohne Migrationshintergrund aus vier stationären Einrichtungen der Altenhilfe in Bremen bezüglich ihres Belastungsgrades und Gesundheitszustandes untersucht. Die signifikanten Unterschiede werden im Kapitel II (2.1 und 2.2) dargestellt.

Aus stilistischen Gründen werden weiterhin geschlechtsspezifische Formulierungen mit Wortendung „/-innen" verwendet.

In dem vorliegenden Buch werden Begriffe „Migrant/-innen", „Menschen mit Migrationshintergrund" und „Zuwanderer" benutzt. Da die Migrant/-innen keine einheitliche und leicht zu definierende Gruppe sind und sich voneinander hinsichtlich der Migrationsmotive sowie des Rechtstatus und der Repräsentanz in amtlichen und sonstigen Statistiken unterscheiden, wird im Folgenden eine Begriffsbestimmung vorgenommen.

4 Begriffsbestimmung

Von **Migration** wird dann gesprochen, wenn eine Person ihren Lebensmittelpunkt örtlich verlegt. Wenn dies über die Staatsgrenzen hinweg geschieht, bedeutet das eine internationale Migration (vgl. BAMF, 2005, S.10).

Zuwanderung umfasst alle Arten der Migration, auch diejenigen, die nur vorübergehenden Charakter haben. Wenn es aber um dauerhaften Aufenthalt in Deutschland geht, wird von einer **Einwanderung** gesprochen. Es ist jedoch schwer, die Zahlen der Eingewanderten statistisch zu erfassen. Denn eine zunächst als Zuwanderung geplante Migration kann letztendlich zu einer Einwanderung werden (vgl. BMI, 2001, S.2).

Als **Migrant/-innen** oder **Menschen mit Migrationshintergrund** gelten „*alle nach 1949 auf das heutige Gebiet der Bundesrepublik Deutschland Zugewanderten, sowie alle in Deutschland geborenen Ausländer, und alle in Deutschland als Deutsche Geborenen mit zumindest einem zugewanderten oder als Ausländer in Deutschland geborenen Elternteil*" (Statistisches Bundesamt 2007, S. 6).

Zudem können Menschen mit Migrationshintergrund zu bestimmten Teilgruppen zugeordnet werden:

–   Als „Ausländer/-innen", „Ausländische Staatsangehörige", „ausländische Bevölkerung" oder „nicht deutsche Frauen und Männer" werden Personen bezeichnet, die keine deutsche Staatsangehörigkeit besitzen (vgl. Razum et al., 2008, S.10).

–   „Menschen mit Migrationshintergrund" sind Personen, die entweder selbst eine Migrationserfahrung haben, und von denen mindestens ein Elternteil nicht in Deutschland geboren ist, oder deren beide Elternteile keine deutsche Staatsangehörigkeit besitzen (Statistisches Bundesamt 2007, S. 6).

- „Kinder mit Migrationshintergrund", welche entweder selbst nach Deutschland migriert sind und von denen mindestens ein Elternteil nicht in Deutschland geboren ist, oder deren beide Elternteile zugewandert sind.

- „Zuwanderer" sind Personen, die unabhängig von der jetzigen Staatsangehörigkeit in Deutschland angemeldet sind, ohne hier geboren worden zu sein.

- „Zugewanderte Personen" sind ausschließlich Personen mit eigener Migrationserfahrung (vgl. Razum et al., 2008, S.11).

In dem vorliegenden Text finden die Begriffe „Migrant/-innen", „Menschen mit Migrationshintergrund" und „Zuwanderer" am häufigsten Verwendung.

II Theoretische Grundlagen

1 Heutige Situation und Problemlage in der Altenpflege

Nach aktuellen Angaben des Statistischen Bundesamtes waren Ende 2009 rund 621.000 Beschäftigte in knapp 12.000 Pflegeheimen tätig. Ca. 23 Prozent des Gesamtpersonals sind staatlich anerkannte Altenpfleger/-innen (vgl. Statistisches Bundesamt, 2011, S.24).

Die Altenpflege ist nach wie vor eine Frauendomäne mit einem Frauenanteil von 85 Prozent. Mehr als die Hälfte aller Beschäftigten (59 Prozent) arbeitet in Teilzeit (vgl. a.a.O., S.15).

Vielfältige Faktoren beeinflussen die aktuelle Situation im Altenpflegebereich. Dazu zählen die demografische Entwicklung und als Folge der zunehmenden Pflegebedürftigkeit der Menschen ein geringer Nachwuchs qualifizierter Pflegekräfte (vgl. Aitcheson, 2005, S.16). Im Vergleich zu den großen Wachstumsraten der Beschäftigten in den vergangenen Jahren 2001 und 2007, sank die Anzahl der ausgebildeten Altenpfleger/-innen im Jahr 2009 auf 5,5 Prozent (vgl. Statistisches Bundesamt, 2011, S.24). Ein weiterer Einflussfaktor ist eine negative wirtschaftliche Entwicklung im deutschen Gesundheitssektor (vgl. Aitcheson, 2005, S.16).

2 Einfluss des demografischen Wandels auf die berufliche Situation

In letzter Zeit nimmt die Bedeutung der Altenpolitik stetig zu. Aus Sicht der zukunftsorientierten Politik stellt der demografische Wandel eine der wichtigsten Herausforderungen dar (vgl. BMFSFJ, 2006, S.16).

Die prognostizierte demografische Entwicklung ist durch Zunahme alter Menschen bei einem relativ konstant bleibenden Geburtenrückgang gekennzeichnet. Der Anteil älterer Menschen an der Gesellschaft wächst, weil die jüngere Generation jeweils kleiner als die Elterngeneration ist. Seit etwa 40 Jahren liegt das Geburtenniveau in Deutschland um ein Drittel unter dem Niveau zur Erhaltung der Bevölkerungszahl. Die derzeitige Geburtenrate beträgt 1,36 Kindern pro Frau, obwohl für die Erhaltung der Bevölkerungszahl 2,1 Kinder notwendig wären (vgl. BMI, 2011, S.11, 12, 16). Den Prognosen zufolge werden im Jahr 2050 einem über 80-Jährigen voraussichtlich nur vier 20 bis 60 jährige Personen gegenüberstehen (vgl. BMFSFJ, 2006, S.16).

Als ein zentraler Einflussfaktor auf die bestehende Situation tritt eine steigende Lebenserwartung auf. Während die aktuelle Lebenserwartung bei Frauen etwa 81 Jahre und bei Männern etwa 75 Jahre beträgt, ist bis zum Jahr 2050 mit einer Steigerung um rund sechs Jahre zu rechnen (vgl. ebd.). Nach Angaben des Statistischen Bundesamtes ist dieser Alterungsprozess unumkehrbar. Wachsende Geburtenzahlen oder steigende Zuwanderungen können die gesellschaftliche Alterung nur mildern, jedoch nicht verhindern (vgl. BMFSFJ, 2006, S.16).

Bei der Betrachtung der demografischen Alterung rückt insbesondere die Entwicklung der Pflegebedürftigkeit für die Situation im Bereich stationärer Pflege im Vordergrund. Die Zahl der Pflegebedürftigen wird von heutigen 2,08 Millionen auf 2,83 Millionen im Jahr 2020 ansteigen, was einem Zuwachs von knapp 40 Prozent entspricht (vgl. a.a.O., S.17).

Während die Versorgung pflegebedürftiger Personen viele Jahre vorrangig durch Familienangehörige erfolgte, müssen heutzutage aufgrund der sozialstrukturellen Veränderungen immer mehr externe Hilfen ihn Anspruch genommen werden (vgl. Zellhuber, 2003, S.11). Zwar werden sich in der Zukunft familiäre Solidarbeziehungen keineswegs auflösen, jedoch kommt es in der langfristigen Perspektive zu einer Abnahme des informellen Pflegepotenzials. Gründe dafür sind z. B. eine kleine Zahl pflegebereiter Angehörigen in den Familien, sowie eine wachsende Rate von kinderlosen, allein lebenden älteren Menschen und die steigende Frauenerwerbsquote (vgl. BMFSFJ, 2006, S.18). Daraufhin wird den ambulanten und teilstationären Angeboten, sowie der stationären Altenhilfe, eine zentrale Bedeutung zugeschrieben.

Seit Einführung der zweiten Stufe in der Pflegeversicherung 1996 erfolgt die Vergütung pflegebedingter Aufwendungen in den stationären Altenhilfeeinrichtungen nach den gesetzlich festgelegten Pflegesätzen. Um die Einnahmen der Pflegeheime sicherzustellen, werden bei der Aufnahme Personen mit einer hohen Pflegebedürftigkeit, d. h. in den Pflegestufen II oder III, bevorzugt (vgl. Zimber et al., 2000a, S.272). Das führt zu einem starken Wandel in der Bewohnerstruktur, indem eine Verdichtung von stark beeinträchtigen Patient/-innen erfolgt, die sehr häufig auch psychische Störungen, vor allem demenzielle und depressive Erkrankungen, aufweisen (vgl. ebd.). Das Konzept der stationären Alterseinrichtungen, als Institutionen mit einem langjährigen Wohnen im Alter, wird künftig nicht mehr funktionieren. Die strukturellen und personellen Rahmenbedingungen werden mit dieser veränderten Bewohnerstruktur und der Verschiebung der Aufgaben kaum mithalten können (vgl. Brause et al., 2010, S.1-2).

„Der hohe gesellschaftliche Bedarf an Leistungen der Altenhilfe geht jedoch einher mit einem Mangel an qualifiziertem und motiviertem Personal (...)" (Zellhuber, 2003, S.11).

2.1 Fachkräftemangel

Stichworte wie „Pflegenotstand" sind in der Gesellschaft kein fremder Begriff mehr. Heutzutage ist die Bevölkerung darüber informiert, dass ein großer Mangel an qualifiziertem Fachpersonal besteht. Im stationären Bereich der Altenhilfe wird es immer schwieriger, die vorgegebene Quote von 50 Prozent Fachpersonal einzuhalten, und geeignete Mitarbeiter/-innen zu finden (vgl. Zellhuber, 2003, S.11).

Die Gründe für Pflegenotstand liegen zum einen daran, dass es immer weniger Interessent/-innen gibt, die sich als Altenpfleger/-innen ausbilden lassen möchten. Zum anderen verlassen die Fachkräfte nach wenigen Arbeitsjahren ihren Beruf (vgl. ebd.).

Die Altenpflege besitzt ein negatives Image in der Öffentlichkeit. So ist z. B. die Motivation zur Wahl eines Pflegeberufes bei den Schüler/-innen, als auch bei deren Eltern derzeit äußerst gering ausgeprägt. Als zentraler Einflussfaktor auf die Berufswahl sind vor allem niedrige Einkommenschancen (vgl. Bomball et al., 2010, S.4) zu erwähnen.

Darüber hinaus ist die Anzahl der Ausbildungsplätze in den letzten Jahren bundesweit zurückgegangen. Seit 2003 sank sie von 45.600 auf 41.500. Die Ursache dafür liegt an den Kosten, die die ausbildenden Betriebe alleine tragen müssen. Im Vergleich zu nicht ausbildenden Einrichtungen können sie bei einem über den Anbieterpreis geführten Wettbewerb nicht mithalten. So gaben 14,3 Prozent teil- und vollstationärer Einrichtungen im Jahr 2010 an, dass sie künftig weniger Auszubildende einstellen werden, weil sich die Tagessätze für die Patient/-innen durch Ausbildungskosten erhöhen würden (vgl. Bsirske, 2011, S.17).

Auch die Zahl der Arbeitslosen im Bereich Altenpflege ist im Jahr 2010 im Vergleich zu vergangenen Jahren um 6.500 gestiegen (vgl. Adamy, 2011, S.1, 2). Bereits zu Beginn der Berufstätigkeit denken viele jüngere Pflegekräfte daran, ihre Beschäftigung aufzugeben (vgl. Hasselhorn et al., 2005, S.141). Aufgrund immer größer werdenden Arbeitsanforderungen sowie arbeitsspezifischen Belastungen und gesundheitlichen Beeinträchtigungen (vgl. Zellhuber, 2003, S.11), kann sich kaum jemand vorstellen, seinen Beruf bis zum 65. Lebensjahr auszuüben. Die Meinungen schwanken zwischen gesundheitsbegründeter Frührente oder Kündigung (vgl. Hien, 2009, S.9).

Um die Personalengpässe zu kompensieren, wurden bereits seit den 50er Jahren zahlreiche Anwerbungskampagnen im Ausland durchgeführt (vgl. BMWi, 2005). Zudem wurde durch Öffnung des Arbeitsmarktes in den EU-Ländern (vgl. DBfK, 2011) das Interesse der ausländischen Pflegekräfte an der Ausübung einer altenpflegerischen Tätigkeit geweckt. Deshalb wird die Altenpflege in Deutschland heutzutage zum Teil von Menschen aus verschiedenen Nationen gewährleistet (vgl. Sander, 2005, S. 21).

2.2 Multikulturelle Zusammensetzung des Altenpflegeteams

Die Zusammenarbeit mit unterschiedlichen Personen aus verschiedenen Ländern gehört längst zum Alltag in der Altenpflege. Laut WHO-Schätzungen (2000) zufolge arbeiteten in Deutschland ca. 75 Tausend ausländische Pflegekräfte. Das bedeutet knapp 11 Prozent aller in der Pflege beschäftigten Mitarbeiter/-innen (vgl. Buchan, 2008, S.11). Dieser Anteil ist drei Mal so groß als z. B. Anteil von ausländischen Staatsangehörigen in technischen Berufen (vgl. Razum et al., 2008, S.19). Diese Daten beziehen sich jedoch nur auf die Personen mit rechtlichem Ausländerstatus, denn die Datenerfassung bei Zugewanderten mit deutscher Staatsangehörigkeit ist besonders schwierig (vgl. Hansel, Neuland, 2005, S.41). Nach Angaben von einigen Untersuchungen liegt der Durchschnittsanteil von Pflegekräften mit Migrationshintergrund gemessen am Gesamtpersonal der Altenhilfeeinrichtungen in verschiedenen Bundesländern bei ca. 36 Prozent[1] (vgl. Friebe, 2005, S.14, 18; Ploch, 2002, S.5-13, 21; Das EQUAL-SEPiA Projekt, 2003, S.3-6). Bei diesen Untersuchungen wurden nicht nur Daten von ausländischen Staatsangehörigen erfasst, sondern auch von Zugewanderten mit deutscher Nationalität (z. B. Aussiedler/Spätaussiedler), woraus sich dieser hohe Anteil der Migrant/-innen ergibt.

Die Herkunftsländer der ausländischen Mitarbeiter/-innen sind überwiegend Polen, Russland, die Nachfolgestaaten der UdSSR und die Türkei (vgl. Friebe, 2005, S.14).

Viele Pflegekräfte mit Migrationshintergrund kommen oft aus verschiedenen Berufen. Ihre Berufsausbildung sowie ihre Berufssozialisation und berufliche Identität haben sie meistens außerhalb Deutschlands erworben (vgl. Ertl, 2005, S.18, 22). Aufgrund fehlender Anerkennung ihres Ausbildungsabschlusses oder Schwierigkeiten bei der Anstellung in ihrem ursprünglichen Beruf, werden Migrant/-innen häufig in der Langzeitpflege als Pflegehelferinnen eingesetzt (vgl. Wandeler, 2008, S.5). Über eine abgeschlossene dreijährige Ausbildung zum Alten- oder Krankenpfleger verfügen daher insgesamt ca. 44,5 Prozent[1] aller Beschäftigten mit Migrationshintergrund (vgl. Friebe, 2005, S.14, 18; Ploch, 2002, S.5-13, 21; Das EQUAL-SEPiA Projekt, 2003, S.3-6).

---

[1] Es handelt um einen Durchschnittswert aus mehreren Studien (s. Friebe, 2005, S.14, 18; Ploch, 2002, S.5-13, 21; Das EQUAL-SEPiA Projekt, 2003, S.3-6).

Die Zusammenarbeit im multikulturellen Team bietet viele Vorteile bzw. Chancen. So kann das Team durch die Vielfalt von Weltsichten, Lebenserfahrungen und Kommunikationsstilen ein höheres Niveau erreichen (vgl. Pavkovic, 2001, S.9). Doch in der Realität ist diese Zusammenarbeit der Mitglieder durch die Missverständnisse sowie Misstrauen, Ablehnung und Konflikte erschwert. Die Ursachen dafür liegen meistens in dem unterschiedlichen Pflegeverständnis der Mitarbeiter/-innen, sowie in den abweichenden Arbeitshaltungen und Kommunikationsproblemen zwischen Teammitgliedern (vgl. van den Bergh, Lehmann, 2004, S.53; Friebe, 2006, S. 25). Die kulturellen Unterschiede im pflegerischen Alltag werden eher als ein zusätzlicher Stressfaktor in der Interaktion zwischen Teammitgliedern oder gar als "Störung für das Team" erlebt. (vgl. Ertl, 2005, S.18; Loffing, 2007, S.42).

Diese Faktoren treten häufig als zusätzliche Ursachen für die physischen und psychischen Beschwerden aller Beschäftigten auf. Immer mehr Bedeutung gewinnt somit die Gesundheit am Arbeitsplatz (vgl. Zellhuber, 2003, S.12).

3 Gesundheits- und Krankheitsstand der Altenpflegekräfte

3.1 Arbeitsbedingte Belastungen in der Altenpflege

Die pflegerische Tätigkeit wird sehr oft in Verbindung mit physischen und psychischen Belastungen gesehen. In der Arbeitspsychologie wird der Begriff Belastung ursprünglich als Summe objektiver Faktoren verstanden und bedeutet, alle äußere Arbeitsanforderungen, die sich aus dem Arbeitsumfeld und dem spezifischen Arbeitsinhalt ergeben (vgl. Rühmann, Bubb, 1981, zit. n.: Zellhuber, 2003, S.151).

Nach § 43 SGB XI gehören zu den Aufgaben des Pflegepersonals in Heimen allgemeine Pflegeleistungen, welche die Grundpflege, Behandlungspflege sowie soziale Betreuung umfassen. In der Praxis sind diese Teilbereiche untrennbar. Das breite Tätigkeitsspektrum teilt sich in direkte und indirekte Pflegeleistungen (vgl. Zapp, Funke, 1999, zit. n.: Zellhuber, 2003, S.118). Direkte Pflegeleistungen bestehen aus Behandlungspflege (u. a. Medikamentengabe, Wundversorgungen), Grundpflege (wie Körperpflege, Ernährung) und soziale Betreuung (Sterbebegleitung, Alltagsgestaltung). In unmittelbarem Bezug zu diesen Leistungen stehen indirekte Pflegeleistungen, die der Einhaltung von Qualitätsanforderungen dienen. Sie umfassen Bewohner bezogene und pflegebezogene Leistungen sowie Mitarbeiter bezogene und organisationsbezogene Aufgaben (vgl. a.a.O., S.118-119).

Die Belastungen entstehen (erst) dann aus einer pflegerischen Tätigkeit, wenn die Arbeitsanforderungen die vorhandene Ressourcen und Bewältigungsmöglichkeiten der Mitarbeiter/-innen überschreiten.

Aufgrund geringer personeller Ressourcen kann eine quantitative Überforderung der Mitarbeiter/-innen im Sinne von Arbeitsverdichtung oder großem Arbeitspensum entstehen. Das führt dazu, dass den Pflegenden zu wenig Zeit für die einzelnen Bewohner/-innen bleibt (vgl. ebd.; FfG, 2004, S. 99-109; Glaser et al., 2008, S.51; Oldenburger, 2012, S.15, 16). Die Bewohnerwünsche können deshalb nicht voll erfüllt werden, was die Konfliktsituationen auslösen kann. Die Folge sind Belastungen durch unzufriedene und aggressive Patient/-innen (vgl. Junk, 2007, S. 119).

Der alltägliche Umgang mit multimorbiden, oftmals demenzkranken Patent/-innen sowie Konfrontation mit dem Tod und Sterben, führen zudem vermehrt zu den psychosozialen Arbeitsbelastungen (vgl. Küsgens, 2005, S.215). Infolge der veränderten Bewohnerstruktur in Heimen wird e von einer steigernden Anzahl der schwerstpflegebedürftigen und psychisch kranken Bewohner/-innen gesprochen (vgl. a.a.O., S.126, 127). Es werden von den Pflegenden Kompetenzen im Bereich der Sondenversorgung, speziellen Lagerungstechniken und medizinischen Grundkenntnissen verlangt, die aber während der Ausbildung mangelhaft vermittelt werden (vgl. Zellhuber, 2003, S. 127).

Aufgrund des Personalmangels in den Einrichtungen wird von den Mitarbeiter/-innen eine schnelle Arbeitsweise sowie Flexibilität verlangt. Das schnelle Handeln gegenüber den Patient/-innen, indem auf unvorhersehbare Ereignisse schnell, aber auch konzentriert und qualitätsorientierend reagiert werden muss, wird seitens der Pflegenden als sehr belastend empfunden (vgl. Zimber, 2000b, zit. n.: Junk, 2007, S. 110). Sie klagen oft über die widersprüchliche Aufgabenziele und einem hohen Zeitdruck (vgl. ebd.; FfG, 2004, S. 99-109; Oldenburger, 2012, S.15, 16).

Bedingt durch einen stetigen Handlungsdruck wird ein wichtiger Bestandteil der pflegerischen Tätigkeit, wie Dienstübergabe, oft in kürzester Zeit durchgeführt. Die Anforderung auf die Mitarbeiter/-innen, schnell und fachlich das Wesentliche zu berichten, setzt einwandfreie Sprachkenntnisse voraus und bedeutet für viele, und vor allem für die Pflegende mit Migrationshintergrund, einen zusätzlichen Druck. Denn die langsamen Beschreibungen werden als zeitstehlend empfunden, sodass eine Übergabe häufig von Pflegekräften durchgeführt wird, die eine höhere Sprachkompetenz besitzen, um das Gespräch zeitsparend und effektiv zu halten (vgl. Arbeitskreis Charta, 2002, S.70). Dadurch können wichtige Informationen über

Patient/-innen verlorengehen, was weitere quantitative und qualitative Arbeitsbelastungen für das gesamte Team bedeutet.

Weitere Belastungen stellen Verwaltungs- und Dokumentationstätigkeiten dar (vgl. FfG, 2004, S. 99-109; Oldenburger, 2012, S.16). Hochambivalente, kontextabhängige Formen der Informationen können meistens schlecht registriert werden (vgl. Junk, 2007, S. 41). Vor allem stellt das ein besonderes Problem für die Pflegekräfte mit Migrationshintergrund dar. Oft werden diese Aufgaben seitens dieser Migrant/-innen generell abgelehnt und stattdessen werden Absprachen mit anderen Kolleg/-innen getroffen (vgl. Switala, 2005, S.57; Ertl, 2005, S.21). Somit übernehmen die zugewanderte Pflegende mehr direkte Pflegeleistungen, während die einheimischen Teammitglieder vorwiegend indirekte Aufgaben erledigen (vgl. vgl. Bauernfeind et al., 2004, S.30; Arbeitskreis Charta, 2002, S.67).

Darüber hinaus sind die Pflegekräfte in der Altenhilfe dauerhaften physischen Belastungen ausgesetzt (vgl. FfG, 2004, S. 99-109). Dazu zählen: Tätigkeiten mit dem Schwerpunkt Heben und Tragen; Anheben von Patient/-innen ohne Hilfsmittel; Tragen schwerer Gegenstände und das Mobilisieren von Patient/-innen (vgl. Berger et al., 2003, S. 43; Oldenburger, 2012, S.15).

Eine weitere wesentliche Belastung für die Altenpflegekräfte sind die Stellenpläne. Denn sie gehen grundlegend von der Optimalbesetzung aus und berücksichtigen keine Urlaub oder Krankheit bedingte Fehlzeiten (vgl. Zellhuber, 2003, S.135). Pflegekräfte fühlen sich meistens dadurch überfordert, an den freien Tagen für die fehlenden Kolleg/-innen einspringen zu müssen (vgl. Oldenburger, 2012, S.16).

Selbst die Pflegeorganisation kann große psychische Belastungen darstellen. Sie stützt sich auf Pflegetheorien und erfolgt in der Praxis nach drei Mustern: der Funktions-, der Individual- und der Gruppenpflege. Dabei findet die Funktionspflege vorrangig Verwendung. Im Organisationsmodell der Funktionspflege wird jeder Pflegekraft auf der gesamten Station eine Teilfunktion zugeschrieben. Dabei übernimmt die jeweilige Leitung die Verteilung von den Aufgaben sowie die Gesamtverantwortung. Entscheidungskompetenz und Handlungsspielraum der einzelnen Pflegenden bleiben in diesem System eingeschränkt. Die Fragmentierung der Pflege trägt dazu bei, dass die Motivation für Gesamtabläufe gering gehalten wird (vgl. Giercke, 1994, S. 56, 57; Zellhuber, 2003, S.121). Diese hierarchisch-zentrierte Organisation der Pflege führt oft zu fehlender Verantwortung für die Gesamtabläufe, dem Informationsmangel sowie Monotonie und qualitativer Unterforderung der Mitarbeiter/-innen. Hinzu kommen mangelnde Anerkennung und unzureichende Förderung durch Vorgesetzte (vgl. Zellhuber, 2003, S.121, 122).

Vor allem auf das Belastungsempfinden der zugewanderten Pflegenden wirkt sich diese Situation negativ aus. Aufgrund der mangelnden Sprachkenntnisse bekommen sie meistens, trotzt ihrer beruflichen Qualifikationen und Erfahrungen, weniger verantwortliche Tätigkeiten zugeteilt. Sogar wenn sich das Sprachniveau mit der Zeit verbessert, wird es häufig nicht mehr rückgängig gemacht (vgl. Arbeitskreis Charta, 2002, S.67).

Durch rigide Führungsstile verkleinern sich Gestaltungs- und Entscheidungsspielraum einzelner Teammitglieder. Die Kontrolle durch die Pflegeleitung, mit Intention der Fehler-vermeidung, wird seitens der Mitarbeiter/-innen häufig als zusätzlicher Druck empfunden (vgl. Stordeur et al., 2005, S.31). Daraus resultieren gespannte Beziehungen zwischen Mitarbeiter/-innen und Vorgesetzten, die sich auf das Belastungsempfinden der Teammitglie-der auswirken (vgl. Zellhuber, 2003, S.122). Die Pflegenden suchen eher Unterstützung bei ihren Kolleg/-innen als bei ihren Führungskräften (vgl. Stordeur et al., 2005, S.31). Jedoch herrscht im Pflegealltag nicht immer eine friedliche Atmosphäre. Mannigfaltige Aspekte können sehr schnell zu den Spannungen zwischen Teammitgliedern führen und Gesundheits-risiken des Einzelnen verursachen (vgl. Zellhuber, 2003, S.123). Die Ignoranz gegenüber dem Fremden in multikulturellem Team sowie Anpassungsdruck an die von der dominierenden Mehrheit geprägte Arbeitskultur, bedeuten oft zusätzliche Belastungen für die Pflegenden mit Migrationshintergrund (vgl. Arbeitskreis Charta, 2002, S.59).

Diese zahlreichen Arbeitsbelastungen haben negative Auswirkungen auf die Gesundheit der Beschäftigten (vgl. Zellhuber, 2003, S.129).

Abschließend können sie in einer Tabelle (Tabelle 1) kurz zusammengefasst werden.

Physische Belastun-gen	Psychische Belastungen	
	Organisationsbedingt	**Im Umgang mit Bewohner/-innen**
- Tätigkeiten mit dem Schwerpunkt Heben und Tragen - Anheben von Patient/-innen ohne Hilfsmittel - Mobilisieren von Patient/-innen	- Zeitdruck - Hoher Arbeitspensum - Mangelnde Kenntnisse im Bereich Sondenversorgung und speziellen Lagerungstechniken - Personalmangel - Schnelles Handeln gegenüber den Patient/-innen - Widersprüchliche Aufgabenziele - Handlungsdruck	- Zu wenig Zeit für den einzelnen Bewohner - Umgang mit unzufrie-denen und aggressiven Patient/-innen - Umgang mit multimor-biden und demenzkran-ken Patent/-innen - Dauernde Konfrontati-on mit Leiden und Tod

	- Oft für die Kolleg/-innen an den freien Tagen einspringen zu müssen
	- Mangelnde Verantwortung für die Gesamtabläufe
	- Mangelnde Informationen
	- Kontrolle durch die Pflegeleitung
besonders bei Pflegekräften mit Migrationshintergrund	
- Tragen schwerer Gegenstände	- Mangelnde Sprachkenntnisse
	- Dienstübergabe in kürzester Zeit durchführen
	- Verwaltungs- und Dokumentationstätigkeiten
	- Mangelnde Anerkennung und unzureichende Förderung durch Vorgesetzte
	- Ignoranz und Anpassungsdruck an die dominierenden Mehrheit

Tabelle 1 Arbeitsbelastungen in der stationären Altenhilfe (eigene Darstellung)

4 Gesundheitliche Folgen der Arbeitsbelastungen

Gesundheitliche Folgen der Arbeitsbelastungen lassen sich mit Hilfe eines Indikators, wie Krankenstand[2], zwischen einzelnen Berufsgruppen messen. Insgesamt weisen Altenpflegekräfte einen höheren Krankenstand auf als der Durchschnitt der versicherten Erwerbstätigen (vgl. Wieland, 2009, S.36). So ist der Krankenstandswert bei den Mitarbeiter/-innen im Gesundheitswesen im Vergleich zu den Beschäftigten in anderen Berufsgruppen wie z. B. in Bildung/ Kultur/ Medien fast doppelt so hoch (s. Abbildung 1).

Zudem ist ein Zuwachs des Krankenstandes im Jahresvergleich zu verzeichnen. Der Krankenstand im Gesundheitswesen 2011 ist gegenüber 2010 um 0,2 Prozentpunkte gestiegen. (vgl. DAK, 2012, S.7).

---

[2] Der Krankenstand beschreibt den Anteil von erkrankungsbedingten Fehltagen an allen Kalendertagen in Prozent, was dem Anteil der Personen entspricht, die an einem durchschnittlichen Tag aufgrund einer Erkrankung fehlen (vgl. Wieland, 2009, S.100).

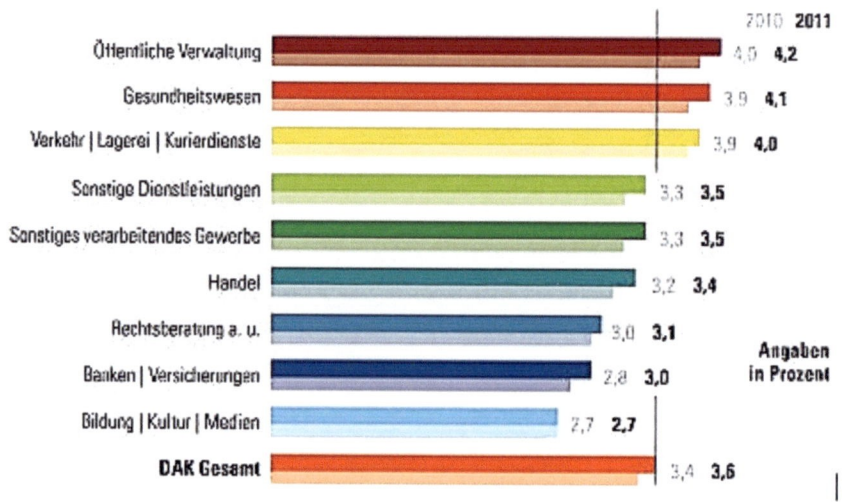

Abbildung 1. Krankenstand nach Branchen. Vergleich zum Vorjahr (DAK-Gesundheitsreport 2012).

Die Ergebnisse einer Untersuchung über die AOK-Versicherten in Altenpflegeeinrichtungen zeigen, dass hinsichtlich der Krankmeldungen innerhalb des Jahres 2003 die Atemwegerkrankungen dominierten. Den zweiten und dritten Rangplatz nahmen die Muskel- und Skeletterkrankungen sowie die Erkrankungen des Verdauungsapparates ein. Die höchste durchschnittliche Anzahl von Arbeitsunfähigkeitstagen in diesem Jahr wurde jedoch durch Muskel- und Skeletterkrankungen verursacht. Danach folgten Atemwegerkrankungen und psychische Störungen (s. Abbildung 2) (vgl. Küsgens, 2005, S.214).

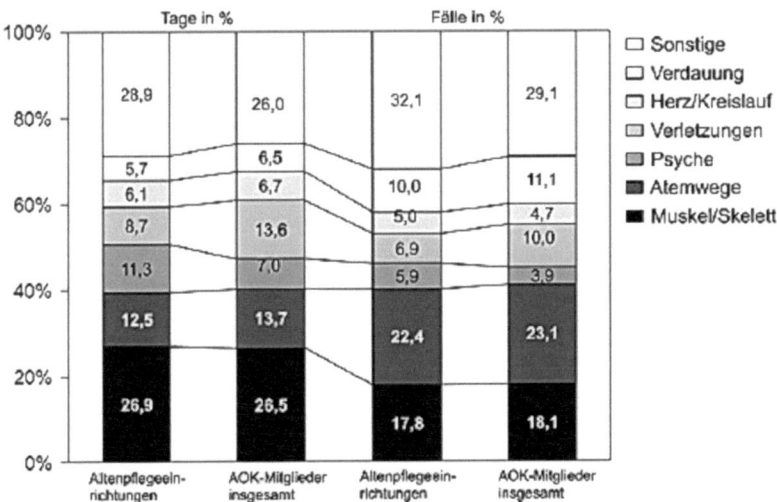

Abbildung 2. Arbeitsunfähigkeit nach Krankheitsarten, Altenpflegeeinrichtungen im Vergleich zu AOK-Versicherten insgesamt, 2003 (Küsgens, 2005, S.215).

Verletzungen und Erkrankungen des Herz-Kreislauf- und Verdauungssystems traten bei den Altenpfleger/-innen seltener auf als bei der Gesamtzahl der AOK-Mitglieder (vgl. ebd.). Resultate der vergleichenden Untersuchung zur gesundheitlichen Situation bei Pflegekräften mit und ohne Migrationshintergrund in Bremer stationären Alterseinrichtungen (2012) bestätigen diese Ergebnisse und geben an, dass die Großzahl aller Mitarbeiter/-innen unter akuten Nacken- und Schulterschmerzen leidet. Darüber hinaus weisen sie darauf hin, dass die Mehrzahl der Pflegenden an chronischen Krankheiten, wie dauerhafte Schmerzzustände und Erkrankungen des Bewegungsapparates erkrankt ist (vgl. Oldenburger, 2012, S.19). Aufgrund des chronisch-degenerativen Charakters dieser Beschwerden können die Krankheitsverläufe mit dem zunehmenden Alter schwerer und lang andauernder werden (vgl. Grabbe et al., 2005, S.153).

Weiterhin erhöht der alltägliche Umgang der Pflegenden mit Fäkalien, Urin, Blut und Eiter das Infektionsrisiko (vgl. Zellhuber, 2003, S.135; Oldenburger, 2012, S.18). Infektionskrankheiten stehen auf dem ersten Platz bei den 13 wichtigsten Krankheitsarten in der Altenpflege und machen 20 Prozent der auf Verdacht einer Berufskrankheit gemeldeten Erkrankungen aus (vgl. Berger et al., 2001, S. 81; Stadler, Endrich, 2006, S.9). Zur Vorbeugung von ansteckenden Krankheiten wie AIDS, Hepatitis oder Lungenentzündung benutzen sie Körperschutzmittel (Latexhandschuhe, Händedesinfektion), die zu Allergien und Hautreizungen führen können (vgl. Zellhuber, 2003, S.135). Somit schließt sich der Altenpflegeberuf zu den

Berufen mit einem deutlich erhöhten Erkrankungsrisiko für Allergien wie z. B. Kontaktekzemen (vgl. Nowak, 2010, S.28). Diese gehören zu dreizehn wichtigsten Krankheitsarten bei den Altenpflegekräften (vgl. Berger et al., 2001, S. 82).

Nach statistischen Angaben des BKK-Bundesverbandes über den Krankenstand der Versicherten liegt die Krankheitslast hinsichtlich bestimmter Diagnosegruppen bei nichtdeutschen Mitgliedern deutlich höher als bei deutschen Versicherten. Zu diesen Diagnosegruppen gehören unter anderem Krankheiten des Skelett- und Muskelsystems, des Bindegewebes sowie psychiatrische Erkrankungen und Herz- Kreislauf-Störungen (vgl. Razum et al., 2008, S.42 47). So leidet die Mehrheit der Pflegenden mit Migrationshintergrund stark unter Herzklopfen, Herzjagen, Herzstolpern, während ihre einheimischen Kolleg/-innen davon kaum betroffen sind (vgl. Oldenburger, 2012, S.17-19).

Darüber hinaus weisen die Beschäftigten mit Migrationshintergrund in allen Berufsbranchen mit körperlicher Tätigkeit und beweglichen Arbeitsgeräten ein häufigeres Auftreten von Arbeitsunfällen auf als ihre einheimischen Kolleg/-innen. Unfälle bei der Arbeit können als Indikatoren einer berufsbedingten gesundheitlichen Belastung angesehen werden (vgl. Razum et al., 2008, S. 43, 47, 48).

Letztendlich zeigen zahlreiche Studien über den Belastungstand des Pflegepersonals, dass die Beschäftigten in Pflegeberufen überproportional häufig unter psychiatrischen Erkrankungen leiden. Sie klagen über allgemeine Beschwerden wie Müdigkeit oder Schlafstörungen, die als Folgen einer langfristigen emotionalen Erschöpfung auftreten. Daraufhin weisen die Altenpfleger/-innen überdurchschnittlich viele depressive Symptome wie Interessenverlust, Konzentrationsmangel und Antriebslosigkeit auf (vgl. Küsgens, 2005, S.215). Physische und psychische Belastungen können schlimmstenfalls zum Burnout[3] führen. Ausschlaggebend wirkt darauf das Arbeitsumfeld mit seinen begrenzenden Strukturen, festgehaltenen Rollenzuweisungen und herrschendem Machtstreben (vgl. Zellhuber, 2003, S.136). Eine berufliche Überforderung drückt sich oft in Erkrankungen aus, die zwar wie körperliche Krankheiten aussehen, medizinisch aber keine organischen Ursachen aufweisen. Diese Erkrankungen werden auch psychosomatische Krankheiten genannt.

---

[3] Burnout (engl. Erschöpfung) bedeutet: ein Zustand der Depersonalisation, emotionaler Erschöpfung und des Gefühls der Inkompetenz (vgl. Hasselhorn et al, 2005, S.57).

5 Stressbedingte psychosomatische Erkrankungen

Der Begriff *psychosomatisch* beschreibt körperliche Beschwerden, die durch enorme emotionale Erregung, untaugliche Bewältigungsbemühungen und chronischen Stress zustandekommen (vgl. Wimbush, Nelson, 2005, S. 176). Stress bedeutet hier ein Ungleichgewicht zwischen Anforderungen an einer Person und ihren Ressourcen und Fähigkeit zur Bewältigung der Belastungen.

Mit dem Thema Stress in der Arbeit beschäftigen sich seit den 60er Jahren zahlreiche Forscher. Dieser Thematik wurde im Laufe der Zeit eine große Bedeutung für die Gesundheitsforschung sowie Gesundheitsförderung zugeschrieben. Als „Vater der Stressforschung" gilt Hans Selye. Er entwickelte bereits in den 30er Jahren anhand Experimenten mit Tieren die Grundlagen für die Lehre vom Stress. Anhand seiner Erkenntnisse beschreibt er 'das allgemeine Adaptionssyndrom'. Dieses Syndrom bezeichnet ein Reaktionsmuster des Körpers auf dauerhaft anhaltende Stressreize. Nach Selye ist Stress „ (...) *eine unspezifische Reaktion des Organismus auf jede Anforderung*" (vgl. Selye, 1981, S. 170).

Wenn Belastungen von außen auf einen Organismus einwirken, beginnt zunächst eine „Alarmreaktion". Danach kommt das Stadium „des Widerstandes und der Mobilisierung von Energiereserven", welches dann mit einem „Erschöpfungsstadium" endet. Die Reaktion des Körpers erweist sich mit dem Anstieg der Herzrate, hohem Blutdruck, Ausschüttung von Hormonen wie Adrenalin oder beschleunigter Atmung. Bei intensiver und langer Wirkung der Stressoren auf ein Individuum kommt es zur Erschöpfungsphase, die durch den Verbrauch von Energiereserven gekennzeichnet ist und sogar mit dem Tod enden kann (vgl. Zellhuber, 2003, S.159).

Eine weitere mögliche Erklärung der Physiologie der stressbedingten Krankheitsentstehung bietet u. a. das Modell von Borysenko (1987,1991). Sie setzt voraus, dass „ (...) *die Balance des* [Nerven- und] *Immunsystems im Normalzustand präzise reguliert wird*" (Wimbush, Nelson, 2005, S. 178). Durch verschiedene exogene oder endogene Reize kann dieses Gleichgewicht zerstört und das Nerven- und Immunsystem zu einer Überreaktion oder Unterreaktion gebracht werden. So kann durch eine Überreaktion des vegetativen Nervensystems auf exogenen Reize zu einer übermäßigen Ausschüttung von Stresshormonen kommen, die Krankheiten wie Migräne, Reizdarmsyndrom, Bluthochdruck sowie Herzerkrankungen und Asthma verursachen. Bei der Unterreaktion des Immunsystems können ihre Fähigkeit, Infektionen abzuwehren, durch fremde exogene Substanzen gemindert werden. Das kann zu Erkältungen, Grippeinfektionen oder Herpes führen (vgl. ebd).

Obwohl Stress auf den ganzen Körper wirkt, kommt es nur bei einzelnen Organen häufig zu einer physiologischen Veränderung. Das deutet darauf hin, dass diese Organe für die Stresswirkung anfälliger sind als die anderen. Sie sind zudem individuell unterschiedlich. Während manche Menschen nur ein einziges Zielorgan besitzen (z. B. Magen-Darm-Trakt oder die Atmungsorgane), haben die anderen mehrere. Diese Anfälligkeit von Organen hängt von genetischer Veranlagung, Gefühlsleben, Charakter und Umweltfaktoren ab (s. Abbildung 3) (vgl. a.a.O., S.183).

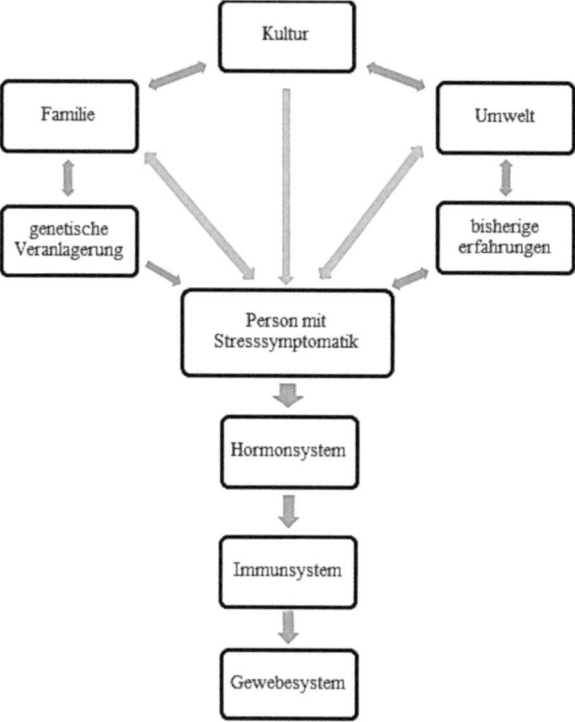

Abbildung 3. Einflussfaktoren auf die Krankheitsentstehung (Haddy et al., 2001).

Diese Annahme kann zu einer Erklärung in Bezug auf die Wahrnehmung und Ausprägung von diversen gesundheitlichen Beschwerden bei südländischen Migrant/-innen herangezogen werden. Oft wird den mediterranen Patient/-innen aus einer als zerstreut wahrgenommenen Präsentation von Symptomen oder Beschwerden wie *,alles Schmerz'* eine Diagnose „*Ganzkörper-Schmerz*" gestellt (vgl. Bunge, 2004 S.69, 70). Die zahlreiche Autor/-innen der ethnomedizinischen Studien bringen die erhöhten Somatisierungstendenz psychischer Störungen von Menschen mit Migrationshintergrund in eine Verbindung mit ihrer Herkunft

34

(vgl. Bunge, 2004 S.69, 70). Es wird den Patient/-innen unterstellt, ihre seelischen Belastungen aufgrund ihrer kulturellen Zugehörigkeit nicht mündlich zum Ausdruck bringen zu können, und sie stattdessen über körperliche Beschwerden nach außen tragen zu müssen (vgl. Zimmermann, 1986, 153).

Einerseits lässt sich diese Unterstellung durch mangelnde sprachliche Verständigung zwischen Arzt und Patient erklären. Jedoch haben selbst Migrant/-innen mit guten Sprachkenntnissen meist Probleme, ihre emotionale Erlebnisinhalte und Befindlichkeiten zu schildern (vgl. Kohte-Meyer, 2000, S.122). Das liegt daran, dass in der Muttersprache Vorbewusst gespeichertes Wissen aktiviert wird und Emotionen unmittelbarer erlebt werden. Beim Verwenden einer Zweitsprache im Gegensatz zur Muttersprache kommt es zur Trennung der Emotionen vom Inhalt des Gesprochenen, da die Gefühle, Erinnerungen und Assoziationen in der Muttersprache erlebt wurden und in der kognitiv erworbenen Zweitsprache somit nicht vorhanden sind (vgl. Heinemann, Assion, 1996, zit. n: Behrens, 2007, S.34). Zum anderen werden eine geringe Schulbildung und damit einhergehende mangelnde Kenntnisse der Körperanatomie für unklare Schmerzlokation in Betracht gezogen. Diese Annahme gilt jedoch sowohl für die Migrant/-innen als auch für die Einheimischen aus niedrigen sozialen Schichten (vgl. Bunge, 2004 S. 70, 79).

Möglicherweise liegt eine ungenaue Beschreibung von Symptomen der mediterranischen Patient/-innen daran, dass Psyche und Körper in ihren Gesellschaften, „(...) die nicht die westlich geistesgeschichtliche und wissenschaftliche Entwicklung genommen haben", nicht getrennt voneinander betrachtet werden (Zimmermann, 1968, S.153). Der damit verbundene Ausdruck körperlicher Beschwerden kann als denkbare andere Ausdrucksform von psychosozialen Belastungen und dem Stress angesehen werden (vgl. Petersen, 1995, S.532; Kielhorn, 1994, S.105).

„Die ärztliche Profession in unseren Breitengraden versteht die symbolische Dimension der körperlichen Beschwerden meist nicht und reduziert diese komplexen Beschwerdebilder nicht selten auf eine reine Somatisierung" (Herrmann, 2000, S.29).

Jedoch können die Beschwerden über Schmerzen an mehreren Körperstellen nicht nur bei Menschen mit Migrationshintergrund auftreten. „Die Schmerzstörung beginnt im Allgemeinen im dritten oder vierten Lebensjahrzehnt und tritt bei Frauen häufiger auf als bei Männern" (Wimbush, Nelson, 2005, S. 195). Die häufigen Beschwerden sind Kopfschmerzen und Schmerzen der Skelettmuskulatur (vgl. ebd.)

Auch in der Forschung über die Arbeitsbelastungen in der Pflege wurde ein möglicher Zusammenhang zwischen einer hohen Stressbelastung und Rücken- und Nackenbeschwerden bereits belegt (vgl. Berger et al., 2001, S.17, 19). Darüber hinaus sind die berufsbedingten Allergien sowie hohe Unfallzahlen zum größten Teil auch durch hohen psychischen Stress bedingt (vgl. Liezmann et al., 2011, S. 37).

Hier ist wichtig anzumerken, dass, obwohl die psychische Belastungen ständige Begleiter der altenpflegerischen Tätigkeit sind, sie nicht in direkten Zusammenhang mit gesundheitlichen Beschwerden gebracht werden können. Denn nicht jede Belastung wird zu einer Beanspruchung (vgl. Brause et al., 2010, S.12). Belastung bedeutet alle äußere Einflüsse, die auf das Individuum einwirken. Beanspruchung ist dagegen eine unmittelbare Folge der Belastungen beim Individuum, die von äußeren Umständen sowie individuellen und auch kollektiven Verarbeitungs- und Bewältigungsstrategien abhängt (vgl. Bäcker et al., 2000, S. 429; BAuA, 2006, S.10, 12). Wenn individuelle Ressourcen des Individuums die Beanspruchungen nicht kompensieren können, entstehen negative Beanspruchungsfolgen physiologischer oder psychischer Art, die auch als Stressreaktionen oder Stressfolgen genannt werden (vgl. Zimber, 1998, S.418).

Vor diesem Hintergrund erscheint es an dieser Stelle wichtig, den möglichen Zusammenhang zwischen der kognitiven Einschätzung einer Situation als belastend und den daraus resultierenden physiologischen Veränderungen in die nähere Betrachtung zu ziehen.

6 Stress und Coping

In der Literatur findet sich eine Vielzahl von Stress-Modellen. Diese sind z. B. das allgemeine Adaptionssyndrom nach Selye, Konzept des Interaktionsstresses nach Badura, das integrative Stressmodell von Cohnen-Mansfield, das Demand-Control-Modell sowie seine erweiterte Form des Demand-Control-Support-Modells.

Da der Schwerpunkt vorliegender Arbeit auf die Erfassung von subjektiven Wahrnehmungen, Beurteilungen und Bewertungen liegt, eignet sich dazu das kognitive Stresskonzept von Lazarus und Launier, das die psychische Bewertungs- und Bewältigungsprozesse im Mittelpunkt stellt (vgl. Lazarus, Launier, 1981, S. 226).

6.1 Kognitives Stresskonzept von Lazarus und Launier

In der kognitiven, transaktionalen Stresstheorie von Lazarus und Launier (1981) ist die Vorstellung eines Gleichgewichtes zwischen den Anforderungen des Alltags und der Anpassungsfähigkeit des Individuums, mit diesen Ansprüchen fertig zu werden, verankert. Stress nimmt hier keine situationsbezogene Definition wie spezifische äußere Reizgegebenheit oder reaktionsbezogene Definition als ein typisches Muster von Reaktionen. Er wird eher als ein rationales Konzept, als eine bestimmte Beziehung (*Transaktion*) zwischen Umwelt und Individuum aufgefasst (vgl. Lazarus, Launier, 1981, S. 226; Krohne, 1997, S. 268). Dabei setzt sich die Person mit der Situation auseinander, indem sie Ereignisse und Situationen unter Berücksichtigung der gegebenen Voraussetzungen bewertet. Somit erlebt sie Stress nicht passiv. Die Situation wird erst dann als belastend empfunden, wenn ihr vom Individuum durch aktiv gesteuerte Bewertungsvorgänge eine spezifische „*stressende*" Qualität zuge-schrieben wird (vgl. Lazarus, Launier, 1981, S. 226). Somit definieren Lazarus und Launier den Stress als „*jedes Ereignis (...), in dem äußere und innere Anforderungen (oder beide) die Anpassungsfähigkeit des Individuums (...) beanspruchen oder übersteigen*" (Lazarus, Launier, 1981, S. 226).

Von Bedeutung sind hier zwei zentrale Bewertungsformen: die *primäre* und die *sekundäre* Bewertung. Bei der Ausführung eines *primären Bewertungsvorganges* nimmt die Person das Ereignis entweder als positiv, günstig, irrelevant oder *stressend* wahr. Sobald die Situation als *stressend* empfunden wird, kommen drei Möglichkeiten in Betracht: entweder wird das Ereignis als Herausforderung, als Bedrohung oder als Vision einer Schädigung aufgefasst. Die *sekundäre Bewertung* umfasst die Copingstrategien. Das Individuum wägt seine indivi-duellen Bewältigungsfähigkeiten und –möglichkeiten (Ressourcen) ab, die die Wahrnehmung der „primären Bewertung" kompensieren können. Wenn die Anforderungen die Bewälti-gungsmöglichkeiten überschreiten, wird das Ereignis durch die Person als Stress bewertet (vgl. Zellhuber, 2003, S.160). Diese beiden Formen der kognitiven Bewertungen können gleichzeitig erfolgen und beeinflussen sich auch gegenseitig (s. Abbildung 4) (vgl. Lazarus, Launier, 1978, S. 238).

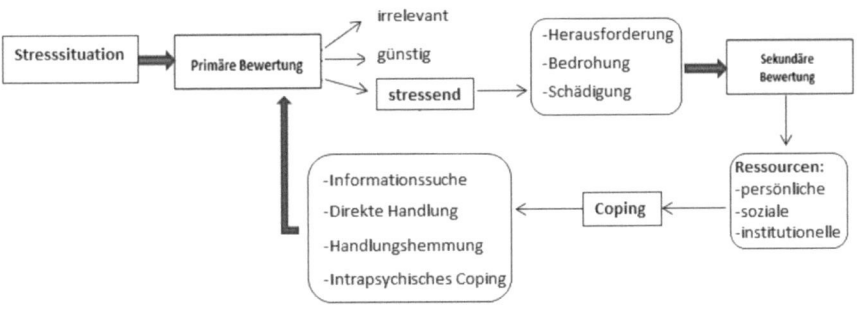

Abbildung 4 Stressmodell nach Lazarus (eigene Darstellung nach Lazarus, Launier, 1981; Lazarus, Folkman, 1984).

6.2 Copingstrategien

Lazarus und Folkman beschreiben Coping (Bewältigung) als ständig wechselnde kognitive und verhaltensbezogene Anstrengungen eines Individuums, externe und/ oder interne Anforderungen und Konflikte zu bewältigen. Diese Definition stellt die Bewältigung nicht als einen Zustand, sondern als einen Prozess dar. Seine Qualität hängt von persönlichen Faktoren und Erfahrungen, sowie persönlichen und situativen Ressourcen ab (vgl. Lazarus, Folkman, 1984, S.141). So hat die Wahrnehmung von sozialem Status, sozialer Eingebundenheit und sozialem Rückhalt eine eindeutige Wirkung auf die mit dem Stress zusammenhängenden physiologischen Reaktionen, insbesondere auf Bluthochdruck sowie auf koronare Herzkrankheit und Immunschwäche (vgl. Wimbush, Nelson, 2005, S. 178).

Lazarus und Launier (1978) nennen wertneutral vier Arten von Bewältigung: *Informationssuche, direkte Handlung, Handlungshemmung* und *intrapsychisches Coping* (s. o. Abbildung 4). Diese beziehen sich auf zwei Hauptfunktionen: problemfokussierte und emotionsfokussierte. Die problemorientierten Bewältigungsbemühungen beinhalten Strategien, mit deren Hilfe die Betroffenen versuchen, die Wirkungen einer stressvollen Situation zu erkennen, neu zu bewerten oder zu minimieren (vgl. Lazarus, Launier, 1981, S. 250-253). Dazu zählt z. B. Berschaffen von Informationen, die der Handlung und Ergreifung von Maßnahmen dienen, um die gestörte Person-Umwelt-Beziehung wieder in Ordnung zu bringen. Dabei können die Bewältigungsstrategien sowohl auf die eigene Person als auch auf die Umwelt gerichtet werden. Die Emotionsfokussierung hilft, die mit der Stresssituation verbundenen Emotionen zu regulieren, indem es beispielsweise vermieden wird, über die Bedrohung nachzudenken. Oder indem eine neue Bewertung erfolgt, ohne dabei die belastende Situation selbst zu verändern. Diese beiden Bewältigungsformen sind unverzichtbare Bestandteile der Bewältigungsanstrengungen insgesamt, und idealerweise fördern sie sich gegenseitig (vgl. Lazarus, 2005, S.242-244).

So hat die *Informationssuche* zwar eine problemorientierte Funktion, indem Voraussetzungen für eine problemlösende Handlung geschaffen werden. Sie kann aber ebenso eine emotionsorientierte Funktion annehmen, wo ausschließlich solche Informationen aufgesucht werden, die den momentanen Emotionszustand verbessern.

Ebenso haben *direkte Handlungen* zwei Funktionen. Auf problemorientierte Weise verändern sie die jeweilige Transaktion, indem die Betroffenen Entscheidungen treffen, eingreifen oder Kontakte herstellen. Auf die emotionsfokussierte Ebene kann eine direkte Handlung in Form von Entspannungsübungen erfolgen oder aber auch als Alkoholkonsum oder Einnahme von Beruhigungsmittel (vgl. Lazarus, Launier, 1981, S. 252). Die Ergebnisse der Genderforschung weisen darauf hin, dass Frauen eher zu emotionsorientierten und die Männer eher zu problemzentrierten Strategien neigen (vgl. Renk, Creasey, 2003; zit. n.: Grande, 2009, S.330). Da in der Altenpflege vermehrt Frauen arbeiten, erklärt diese Annahme den Sachverhalt, dass Suchtverhalten wie Rauchen oder Alkoholkonsum bei fehlender körperlicher Aktivität eine weit verbreitete Verhaltensweise im Pflegeberuf ist (vgl. Hirsch, et al, 2010, S.128).

Jede Form von direkter Handlung hängt von komplexen sozialen und intrapsychischen Bedingungen, moralischen Zwängen und Gefahren ab. Sie ermöglichen einer Peron die *Handlungshemmungen* wie z. B. Unterdrückung einer Handlung, die einen Spezialfall der direkten Handlung darstellt.

Dem *Intrapsychischen Coping* unterliegen alle kognitiven Prozesse, die der Verbesserung des Wohlbefindens einer Person dienen und Emotionen regulieren. Dazu gehören alle Formen der Aufmerksamkeitslenkung wie Vermeidung oder Ablenkung. Aber auch auf problemorientierte Weise können Ängste oder negative Gefühle beseitigt werden, indem die erlernten Entspannungstechniken angewandt werden (vgl. Lazarus, Launier, 1981, S. 253).

Bemerkenswert ist die Tatsache, dass es keine Bewältigungsstrategie gibt, die effektiv oder ineffektiv wäre. Die Wahl der Bewältigungsform hängt von der Person ab, von ihrer subjektiven Einschätzung der stressenden Situation und vom Belastungsgrad. Auch die Form des abzusehenden Resultats, wie das subjektive Wohlbefinden, soziale Funktionsfähigkeit oder körperliche Gesundheit, spielen dabei eine erhebliche Rolle (vgl. Lazarus, 2005, S.240).

Stressbewältigung kann als eine Einflussgröße für Gesundheit und Krankheit angesehen werden. Sie ist aber ihrerseits von den Stresswahrnehmungen und den Ressourcen des Individuums abhängig. Die Ressourcen können somit als Prädiktoren von Bewältigung und Gesundheit definiert werden, wo Coping als Mediator zwischen dem Individuum und seinen gesundheitlichen Veränderungen eine vermittelnde Rolle einnimmt (vgl. Schwarzer et al., 1993, S.225).

6.3 Ressourcen

Die Bedeutung der Gesundheitsressourcen in der Bewältigung von Alltagsanforderungen und Lebensereignissen ist inzwischen gut untersucht und belegt (vgl. Höppner, 2004, S. 49). In den Gesundheitswissenschaften unterscheiden viele Autoren zwei Gruppen von Gesundheitsressourcen. Dies sind personale, individuelle bzw. interne und soziale, situative oder externe Ressourcen. Über diese Differenzierung hinaus ergeben sich auch psychische, physische, ökologische, materielle, institutionelle und kulturelle Ressourcen (vgl. Hurrelmann, 2000, S.13; Faltermaier et al., 1998a, S.318; Waller, 1995, 25-35).

Hurrelmann (2000) versteht unter personalen, auf die Gesundheit wirkenden Faktoren, vor allem das Alter, Geschlecht, genetische Disposition, ethnische Herkunft, Persönlichkeitskultur[4], Bildungsgrad und Lebensgewohnheiten (vgl. Hurrelmann, 2000, S.12).

Nach Waller (1995) sind personale Gesundheitsressourcen zum einen physische (günstige ererbte Konstitution) und zum anderen psychische Ressourcen (seelische Gesundheit). Seelische Gesundheit ist eine individuelle Fähigkeit, die zur Bewältigung von externen und internen Anforderungen beiträgt. Dazu gehören zudem körperlich-seelisches Wohlbefinden (Beschwerdefreiheit), Selbstaktualisierung (Autonomie) sowie selbst- und fremdbezogene Wertschätzung (Selbstwertgefühl, Liebesfähigkeit) (vgl. Waller, 1995, S. 27,28).

Neben den Persönlichkeitsmerkmalen spielt bei der Stresswahrnehmung und dem Umgang mit Belastungen soziale Unterstützung (Sozialkapital[5]) eine erhebliche Rolle (vgl. Höppner, 2004, S. 50). Die zahlreichen Forschungsergebnisse belegen, dass als positiv und hilfreich erlebte soziale Beziehungen das Allgemeinbefinden fördern und vor physischen und psychischen Beeinträchtigungen schützen können. Zudem haben sie sogar eine lebensverlängernde Wirkung (vgl. Badura et al., 1987, S. 25, 130). Zentrale Bestandteile der sozialen Vernetzung des Menschen sind insbesondere die Existenz kollektiver Werte und Überzeugungen sowie eine gemeinsame Vertrauensbasis (vgl. Badura, Hehlmann, 2003, S. 39).

Ein wichtiger Bestandteil des Sozialkapitals ist die Familie. Denn die Familie spielt eine große Rolle in der Entwicklung des Menschen. Aus Sicht der Public-Health stellen günstige familiäre Bedingungen eine zentrale Gesundheitsressource dar (vgl. Siegrist 1999, S. 112). Vor allem ist bei großen Einwanderungsgruppen (aus der Türkei, Bürger der ehemaligen Sowjetunion und aus den arabischen Staaten) eine größere Familienzentriertheit als bei „urdeutschen" Familien zu beobachten. Durch Migration verändern sich die Familienstrukturen tief greifend gegenüber derjenigen im Herkunftsland. Dabei findet keine lineare Anpassung an die einheimischen Familienstrukturen statt, sondern es kommt zu der Entwicklung von zahlreichen Lebenswirklichkeiten. So können neue Lebensmodelle und Problemlösungsstrategien entstehen. Eine starke Familienzentriertheit kann auf einzelne Familienangehörige

---

[4] Die Persönlichkeitskultur schließt in sich die über eine längere Zeitspanne gültige Werte- und Anspruchskultur eines Menschen ein. Diese Werte sind wichtige, relativ feste Grundorientierungen. Sie bestimmen das menschliche Denken und Handeln und helfen den Individuen, sich, ihr Leben und ihre Umwelt wahrzunehmen (vgl. Kirsch, 1970, S.47, 104, 156).

[5] Das sind Ressourcen, die auf der Zugehörigkeit zu einer Gruppe beruhen (vgl. Bourdieu, 1983, S.190).

unterstützend wirken und eine wichtige Ressource darstellen (vgl. Boos- Nünning, Karakaso-glu, 2005, S. 19; Domenig, 2007, S.211).

Zu den weiteren sozialen Ressourcen gehören auch: wirtschaftliche Lage, Wohnverhältnisse, soziale Integration, Umweltqualität, private Lebensform, Arbeitsbedingungen und Anforderungen, aber auch Zugänglichkeit des Versorgungssystems und Bedarfsgerechtigkeit (vgl. Hurrelmann, 2000, S.12).

Personale und soziale Gesundheitsressourcen stehen in einer gegenseitigen Abhängigkeit und können nicht getrennt voneinander gefasst werden. So sind die personalen Ressourcen vor allem bei jenen Individuen deutlich ausgeprägt, die gleichzeitig über externe Ressourcen wie hohes Bildungsniveau, hohes Einkommen, gute soziale Position und große Entscheidungs-spielräume verfügen (vgl. Höppner, 2004, S. 51) (s. Abbildung 4).

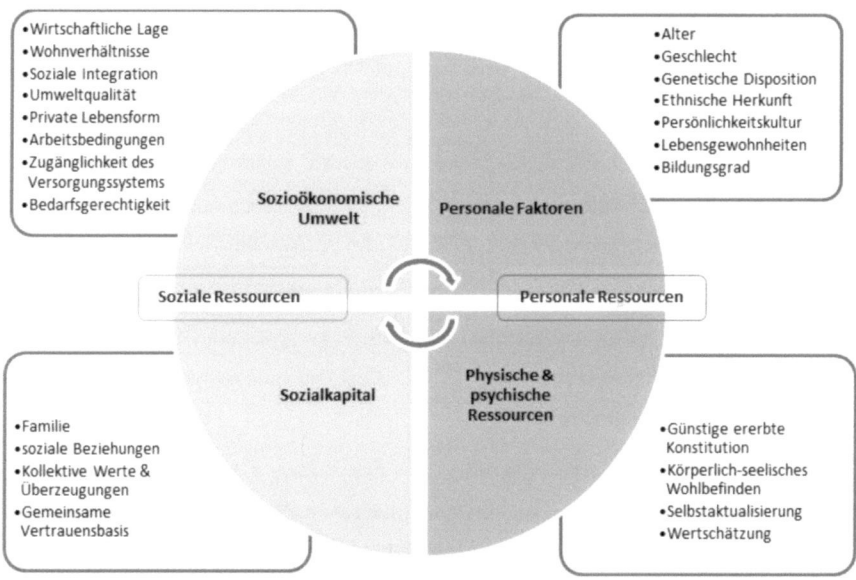

Abbildung 5 Gesundheitsressourcen (eigene Darstellung).

Antonovsky (1979) spricht in seiner Arbeit von spezifischen Eigenschaften einer Person, Gruppe oder eines Umfelds, die dem erfolgreichen Umgang mit Spannung dienen. Diese Eigenschaften nennt er *generalisierte Widerstandsressourcen.* (vgl. Antonovsky, 1979, S.99). Sie bieten den Menschen zahlreiche Lebenserfahrungen, die sich durch Zusammenhalt, Beteiligung bei der Ergebnisgestaltung und dem Gleichgewicht zwischen Unter- und Über-forderung auszeichnen (vgl. Antonovsky, 1987, S.19, zit. n.: Antonovsky, 1997, S.43).

Die Bestandteile der generalisierten Widerstandsressourcen sind: materielle Ressourcen (Geld, Obdach und Nahrung); Wissen und Intelligenz (um die Welt zu erkennen und Kompetenzen zu erwerben); Ich-Identität (Gefühl der inneren Integrität); sozialer Rückhalt (tief gehende zwischenmenschliche Bindungen, verbunden mit Verantwortungsgefühl); Verantwortung und Verbundenheit in Bezug auf eigene kulturelle Wurzeln; kulturell bedingte Rituale; Religion und Philosophie (als Set von Antworten auf die Wirrnisse des Lebens); präventive Gesundheitsorientierung; genetische und konstitutionelle Ressourcen sowie der Gesundheitszustand des Individuums (vgl. Antonovsky, 1979, S. 99-100, 189-192).

Jeder der oben genannten Einflussgrößen nimmt seine Stufe in einem Kontinuum. Je weiter oben sich eine Person auf diesem Kontinuum befindet, desto wahrscheinlicher wird sie konsistente, ausgewogene Lebenserfahrungen machen und an Entscheidungsprozessen mitwirken. Je weiter unten auf dem Kontinuum die Person steht, desto weniger wird ihr Entscheidungsspielraum und desto mehr inkonsistente und schlechtausgewogene Lebenserfahrungen werden gesammelt. Hier wird von den Widerstandsdefiziten gesprochen (vgl. Antonovsky, 1997, S. 43,44).

Zusammenfassend können die Gesundheitsressourcen als subjektive und sozio-kulturelle Einflussgrößen für die Gesundheit verstanden werden. Sie nehmen neben den Stressoren (Belastungen) und Bewältigung (Copingstrategien) eine bedeutsame Stelle ein (vgl. Höppner, 2004, S. 51).

Das Ergebnis eines Copingprozesses hängt jedoch nicht nur von dem Grad der Belastungen oder gewällten Bewältigungsstrategien ab. Er ist zudem von subjektiven Konzepten über die Gesundheit und Krankheit beeinflusst.

„Wenn Laien in ihrem Alltag Maßnahmen zum Erhalt ihrer Gesundheit ergreifen, dann müssen sie nicht nur Gesundheitsmotive haben, sondern auch komplexe Vorstellungen und Wissensbestände über Gesundheit" (Faltermaier et al., 1998a, S.311).

7 Subjektive Vorstellungen zur Gesundheit und Krankheit

Seit den 90er Jahren erlangen subjektive Vorstellungen von Gesundheit und Krankheit im deutschen Sprachraum eine zunehmende Bedeutung in der Gesundheitsforschung, -wissenschaft und -praxis (vgl. Flick et al., 2004, S. 37). Von großem wissenschaftlichen Interesse ist dabei die Frage nach Auswirkungen von subjektiven Gesundheitsvorstellungen auf das tatsächliche Erleben der Gesundheit (vgl. a.a.O., S.64.).

Unter dem komplexen Begriff der Gesundheitsvorstellungen werden in der Forschung einerseits subjektive Konzepte von Gesundheit und Krankheit verstanden, andererseits spezifische Kognitionen, wie gesundheitsbezogene Risikowahrnehmung und Kontrollüberzeugungen (vgl. Faltermaier et al., 1998a, S. 311). Darüber hinaus kommen in den Vorstellungen über Gesundheit soziale und kulturelle Konstruktionen zum Ausdruck, an denen sich zum einen die Wandelbarkeit des Gesundheitsbegriffes zeigt, zum anderen der Zusammenhang des Begriffes mit unterschiedlicher Bedeutung von verschiedenen sozialen Gruppen (Laien, Professionelle) oder Akteuren (Politiker, Medien) in unterschiedlichen kulturellen Kontexten deutlich wird (vgl. Flick et al., 2004, S. 31; Flick, 1998, S.9).

Im Allgemeinen ist davon auszugehen, dass sich die Gesundheits- und Krankheitsvorstellung im Lebenslauf durch Körperereignisse und soziale Eingebundenheit verändert. Nach Klesse et al. (1992) unterscheiden sich *implizite* und *explizite* Gesundheitsvorstellungen. Die *expliziten Gesundheitskonzepte* basieren unmittelbar auf Gesundheit und Krankheit bezogene Vorstellungen und lassen auf Gesundheit bezogene Verhaltensweisen schließen. Die *impliziten Gesundheitsvorstellungen* ergeben sich aus dem Lebensereignissen, aus denen sich spezifische Gesundheitsbeeinträchtigungen und Handlungspotenziale offenbaren (vgl. Flick et al., 2004, S. 64).

Eine der bekanntesten Studien über die subjektiven Vorstellungen von Gesundheit und Krankheit wurde von Herzlich (1973) durchgeführt. In ihren Ergebnissen gelang sie zu zahlreichen Interpretationen, die darauf hinweisen, dass Menschen Gesundheit und Krankheit zwar als verschiedene Zustände wahrnehmen. Sie sind aber keine klar aufgezeigten Einheiten, sondern umfassende, mehrschichtige Konzepte, die sich nicht ausschließen. So kann eine Person eine Erkrankung haben, und sich dagegen gesund fühlen. Oder sie kann objektiv gesund sein, und sich dennoch krank fühlen. Weiterhin können sich viele Menschen nicht eindeutig als gesund oder krank ausdrücken, sondern befinden sich in einem Zwischenstadium („*intermediate state*"). Gesundheit und Krankheit werden daher als etwas Ganzes gesehen (vgl. Gembris-Nübel, 2004, S.39).

Herzlich ordnete die Vielfalt der subjektiven Vorstellungen von Gesundheit auf drei zentrale Dimensionen:

- „Gesundheit als Vakuum" (health-in-a-vacuum) = als negativ bestimmter Zustand. Sie wird durch die Abwesenheit von Krankheit definiert (vgl. Flick et al., 2004, S. 37).

- „Gesundheit als Potential" (reserve of health) = charakterisiert Gesundheit als Widerstandspotential, über das ein Individuum verfügt in Form von körperlichen Robustheit und Stärke gegenüber negativen äußeren Faktoren. Somit gilt Gesundheit als Ressource, die sich im Laufe des Lebens positiv oder negativ verändern kann.

- „Gesundheit als Gleichgewicht" (equilibrium) = versteht Gesundheit in Bezug auf eine persönliche Erfahrung des Wohlzustandes sowie ein Gefühl der Ausgeglichenheit (vgl. Hornung, Lächler, 2006, S.33). Diese Theorie „beschreibt „wirkliche" Gesundheit, Gesundheit im höchsten Sinn" (Flick et al, 2004, S. 38).

Diese drei Dimensionen wurden von Blaxter (1983) durch die moralische Dimension von Gesundheit erweitert. Sie beschreibt ihre Vorstellung von der Pflicht zur Gesundheit, dass man Erkrankung als Versagen versteht und Gesundheit mit Willenskraft und Selbstdisziplin gleichsetzt (vgl. Blaxter, 1990, zit. n.: Mueller, Heinzel-Gutenbrunner, 2001, S.9).

Buchmann, Karrer und Meier (1985) verbinden subjektive Gesundheitstheorien mit dem Verhältnis des Individuums zu seinem Körper. Es wurden zwei Dimensionen unterschieden:

- „Gesundheit als Gebrauchswert" oder Mittel zum Zweck. Diese Theorie setzt ein Verständnis vom Körper als eine Art Maschine voraus. Gesundheit bedeutet hier vor allem, arbeiten, schlafen und alles essen können, um die Anforderungen des Alltagslebens bewältigen zu können.

- „Gesundheit als Selbstverwirklichungswert" oder Wert für sich. Hier wird Körper als Anbieter der Möglichkeit verstanden, der eigene Werte und ästhetische Präferenzen zum symbolischen Ausdruck bringt. Gesundheit bedeutet daher, mit sich und der Welt zufrieden zu sein (vgl. Buchmann et.al., 1985, S.126).

Nachfolgend beschreibt Herzlich an subjektiven Vorstellungen von Gesundheit drei verschiedene Typen der sozialen Repräsentationen von Krankheit:

- „Krankheit als Destruktion": dieser Typ ist geprägt von Rollenverlust, sozialer Isolation und Empfinden von Krankheit als etwas Zugefügtes, womit ihnen Gewalt angetan wird.

- „Krankheit als Befreiung": Kranksein wird hier als Ruhepause und Chance für den Ausstieg erlebt. Dabei ist die Krankheit ein Verteidigungsmittel gegen die gesellschaftlichen Anforderungen.

- „Krankheit als Aufgabe": bedeutet ein aktiver Kampf gegen und Auseinandersetzung mit Krankheit. Diese Form erhält die sozialen Werte und hemmt den Rollenverlust (vgl. Opitz, 2010, S.16; Harter-Meyer, Weidenbach, 2001, S.37).

„Das, was Menschen unter Gesundheit verstehen oder mit Gesundheit assoziieren, ist von ihrem gesellschaftlich-kulturellen Hintergrund abhängig." (Bundesministerium für Bildung 1997: 5, zit. n.: Fröschl, 2000, S.108). Solche Faktoren wie Alter, Geschlecht, Lebensphase, soziale Herkunft, Bildungsgrad oder Erziehung prägen das Gesundheitsverständnis von einzelnen und von Gruppen (vgl. ebd.).

8 Kulturelle Einflüsse

Subjektive Vorstellungen von Gesundheit unterliegen einem Erklärungsparadigma und sind *„ganz grundsätzlich mit der Bedeutungsgebung verknüpft"* (Lux, 2001, S.30). Diese Bedeutungszuschreibung steht wiederum in einem unmittelbaren Zusammenhang mit der Kultur des Menschen.

„Jede Kultur hat ein Ideensystem entwickelt, welches das Wissen dieser Kultur in ein logisches Miteinander bringt. Hier werden die materiellen Möglichkeiten, die Institutionen und die Vorstellungen über [...] Körper, Gesundheit und Krankheit miteinander verwoben" (ebd.).

Hier erscheint eine begriffliche Definition von Kultur angebracht. Das ‚traditionelle' Verständnis von Kultur berührt auf Herders Entwurf aus dem 18. Jahrhundert, der Kulturen als *„geschlossene Kugeln"* oder *„autonome Inseln"* versteht (vgl. Welsch, 1998, S.46-48). Entsprechend diesem Kulturverständnis sei die jeweilige ‚Kultur' eine ethnisch fundierte, homogene, deutlich bestimmbare und abgrenzbare Struktur, die mit der territorialen und sprachlichen Ausdehnung einer Bevölkerung übereinstimmt.

Migrationsprozesse und internationale ökonomische Verbindungen widersprechen jedoch dieser Annahme und zeigen, dass ‚kulturelle' Zugehörigkeit nicht eindeutig zu definieren und abgrenzbar sein kann (vgl. Boger, 2004, S.15, 16). In Einwanderungsländern wie Deutschland wird daher von einer ‚multikulturellen' Gesellschaft und ‚interkulturellen' Kontaktsituationen zwischen den Menschen unterschiedlicher ‚Kulturen' gesprochen. Jedoch wird auch hierbei ‚Kultur' als homogen und abgrenzbar betrachtet und mit der Herkunftsnationalität der Menschen gleichgestellt (vgl. Welsch, 1998, S.49). Dabei bleibt unberücksichtigt, dass Menschen in ihrem Leben nicht durch ihre ‚kulturelle' Herkunft bedingt werden. Die Handlungsweisen, die aufgrund einer bestimmen Volkszugehörigkeit als ‚kulturell' wahrgenommen werden, müssen nicht unbedingt auf die Handlungen aller Menschen dieser Nationalität zutreffend sein.

Auch im Zusammenhang der Themen Migration und Gesundheit werden scheinbar ‚kulturell' bedingte Gesundheitshandlungen von Menschen mit Migrationshintergrund von einem als ‚normal' deklariertem Verständnis von Gesundheit und Krankheit unterschieden. Dabei sind strukturelle und politische Aspekte im Leben als Einflussgröße auf die Befindlichkeit der Migrant/-innen unberücksichtigt. Zu beachten bleibt, dass menschliche Aktivitäten nicht ausschließlich durch eine ‚kulturelle Herkunft' begründet werden können. Viel mehr führen sie auf gelebte Erfahrungen im Umgang mit unterschiedlichsten Wissensquellen zurück (vgl. Boger, 2004, S.16, 17).

Daher sollte der ethnisch fundierte Kulturbegriff durch einen erfahrungsorientierten Kulturbegriff ersetzt werden. Migrant/-innen praktizieren ihre ‚kulturell' bedingten Gesundheitsvorstellungen, indem sie *„zwischen sogenannter ‚Tradition' und ‚Moderne' (...) pendeln, vermischen möglicherweise beides und kreieren dabei Neues"* (Habermann, 2001, S.158). Mit 'Tradition' werden oft kollektivistische Kulturen gleichgesetzt, während 'Moderne' eher individualistische Kulturen impliziert. Länder wie Deutschland, USA, Irland und Großbritannien haben meistens eine individualistische Kultur, deren wichtige Bestandteile Autonomie des Menschen, emotionale Unabhängigkeit sowie Recht auf Privatsphäre sind. Zu den kollektivistischen Gesellschaften gehört 96 Prozent der Weltbevölkerung. Beim Kollektivismus spielen kollektive Identität, Solidarität, sowie emotionale gegenseitige Abhängigkeit eine wichtige Rolle (vgl. Hofstede, 2006, S.80, 102; Erim et al., 2009, S.58, 59). Durch Migration entschärfen sich diese kulturellen Grenzen. Eine Art Rezeptwissen über die Gesundheitsvorstellungen von Menschen mit Migrationshintergrund und ihre gesundheitsbezogenen Handlungen ist daher nicht einlösbar (vgl. Boger, 2004, S.18).

In der Altenpflege arbeiten viele Menschen aus verschiedenen Kulturkreisen zusammen. Sie unterliegen einer Berufsgruppe, sodass ihre subjektiven Vorstellungen meistens durch Altenpflegeausbildung geprägt sind.

9   Vorstellungen von Gesundheit und Krankheit bei Pflegekräften

Medizinisch ausgebildete Expert/-innen sowie pflegerisch und psychosozial geschultes Personal agieren innerhalb eines professionellen Rahmens und unterliegen einer öffentlichen und institutionalisierten Ebene. Im Umgang mit Gesundheit und Krankheit sind sie professionelle Experten. (vgl. Faltermaier et al., 1998b, S.31).

Scheinbar sollen sich Professionelle aufgrund ihres erlernten Berufes in ihren Vorstellungen über Gesundheit und Krankheit von den alltäglichen Vorstellungen der Laien unterscheiden.

Jedoch wird jede Form von Alltagswissen zunehmend von wissenschaftlichem Wissen beeinflusst und ersetzt: *„Wissenschaft basierte früher auf dem Alltagsverstand und machte den Verstand weniger alltäglich. Heute ist Alltagsverstand veralltäglichte Wissenschaft"* (Moscovici, 1984, S.29). Damit sind die Laien- und Expertenwissen auch in Bezug auf Gesundheitsvorstellungen eher durchlässig (vgl. Flick et al., 2004, S.44).

Dementsprechend gehen Flick und Kolleg/-innen (2004) der Frage nach, inwieweit die Professionellen im Gesundheitswesen bei der Betrachtung von Gesundheit nicht zu großen Teilen zumindest auch eher Laien sind. Sie stellten fest, dass ärztliches und pflegerisches Handeln aufgrund der Ausbildung und der Perspektive eher auf Krankheiten und deren Heilung als auf Gesundheit, Prävention und Gesundheitsförderung gerüstet und fokussiert ist (vgl. a.a.O., S.44-45). *„Die Gesundheit gibt* [für die Ärzte und Pflegende] *nichts zu tun, sie reflektiert allenfalls das, was fehlt, wenn jemand krank ist"* (Luhmann, 1993, S.187).

Aus der in der gesundheitspolitischen Diskussion zu verzeichnenden Umorientierung des Gesundheitswesens auf die Förderung und Aufrechterhaltung von Gesundheit resultiert sich eine immer stärker werdende Erwartung an die Gesundheitsberufe, sich mit Konzepten wie Gesundheit, Gesundheitsförderung und Prävention zu beschäftigen. Aufgrund der fehlenden Fokussierung auf diese Themen in der Ausbildung, stehen die Experten jedoch ähnlich wie Laien vor der Notwendigkeit, Gesundheitsvorstellungen aus ihrem Alltag und ihrer Erfahrungen zu entwickeln. Wo Patient/-innen in Bezug auf ihre Krankheit und Laien in Bezug auf ihre Gesundheit mehr Expertenwissen als Anteil ihres alltäglichen Wissens entwickeln, greifen Ärzte und Pflegende in Bezug auf Gesundheit in starkem Maße auf Anteile von Alltagswissen in ihrem Expertenwissen zurück (vgl. Flick et al., 2004, S.45).

Gesundheit hat einen sehr hohen Stellenwert für die Pflegenden. Dabei definieren sie Gesundheit in erster Linie durch Abwesenheit von Schmerzen und folglich durch ‚Wohlbefinden‘ und ‚Harmonie oder Gleichgewicht‘ (vgl. Schmitt, 2007, S. 50, 52).

In ihrem privaten Umgang mit Gesundheit lassen sich Pflegekräfte selten von professionellen Konzepten leiten. Viel mehr stützen sie sich beim Umgang mit eigener Gesundheit auf die privaten Erfahrungen mit dem eigenen Älterwerden, eigenen Erkrankungen oder Gebrechen bzw. berufliche Erfahrungen durch Patientenschicksale (vgl. Faltenmeiner, 2002, S.152).

Zusammenfassend lässt sich feststellen, dass das Gesundheitsverständnis des Einzelnen und der Gruppen von vielen verschiedenen Faktoren beeinflusst wird. So sind die expliziten Gesundheitsvorstellungen unmittelbar mit der allgemeinen Vorstellung von Gesundheit und Krankheit verknüpft. Diese Vorstellung kann beispielsweise durch einen erlernten Beruf entstehen. Hingegen wirken auf die impliziten Gesundheitskonzepte individuelle Lebenssituationen ein. Hier spielt ein gesellschaftlich-kultureller Hintergrund des Individuums wie Alter, Geschlecht, Lebensphase, soziale und kulturelle Herkunft, Bildungsgrad und Erziehung eine große Rolle.

Auf diesem theoretischen Hintergrund lassen sich in der vorliegenden Untersuchung vielfältige Vermutungen und Hypothesen erstellen. So ist es zu vermuten, dass die Pflegenden mit und ohne Migrationshintergrund unter unterschiedlichem Belastungsgrad arbeiten und somit an verschiedenen Erkrankungen leiden. Ebenfalls ist die Stresswahrnehmung individuell und durch die Lebenserfahrung geprägt.

Obwohl einheimische und ausländische Pflegekräfte einer Berufsgruppe unterliegen und in Bezug auf sozioökonomischer Situation kaum Unterschiede aufweisen, können sie sich hinsichtlich ihrer Gesundheits- und Krankheitsvorstellungen, sowie bevorzugte Bewältigungsstrategien und Gesundheitsressourcen aufgrund ihres diversen gesellschaftlich-kulturellen Hintergrundes trotzdem unterscheiden.

Schließlich ergibt sich die Forschungsfrage bei vorliegender Studie, wie bewältigen die Altenpflegekräfte mit und ohne Migrationshintergrund ihre Arbeitsbelastungen, und wie gehen sie mit ihren Erkrankungen um?

Um diese Frage beantworten zu können, wird eine qualitative Untersuchung an Pflegekräften mit und ohne Migrationshintergrund aus stationären Altenpflegeeinrichtungen in Deutschland durchgeführt. Das methodische Vorgehen dafür ist im nächsten Kapitel detailliert dargestellt.

III Methodisches Vorgehen

Da die vorliegende Studie die Erfassung von subjektiven Wahrnehmungen zum Ziel setzt, nimmt sie einen explorierenden Forschungscharakter an. Es wird eine qualitative Herangehensweise benötigt, um das Setting der Altenpflegekräfte, deren Sichtweisen und Betroffenheit besser nachvollziehen zu können (vgl. Jenull, Brunner, 2009, S. 6). Qualitative Forschung setzt voraus, das zu untersuchende Phänomen oder Geschehen von innen heraus zu verstehen. Darunter ist die Sicht des Subjekts, Ablauf sozialer Situationen und kulturelle oder soziale Regeln gemeint (vgl. Flick, von Kardorff, Steinke, 2000, S.14).

Als passende qualitative Methode erwies sich die Inhaltsanalyse. Qualitative Inhaltsanalyse ist eine Forschungstechnik oder ein „ *(...) diagnostisches Instrument, um spezifische Schlussfolgerungen über bestimmte Aspekte des zielgerichteten Verhaltens (purposive behavior) des Sprechers zu ziehen*" (George, 1959, S.7). Kommunikation oder Übertragung von Symbolen steht dabei im Mittelpunkt der Analyse. In der Regel handelt es sich um die Sprache oder nieder geschriebenen Text (fixierte Kommunikation). Das Vorgehen dieser Forschungstechnik ist systematisch und läuft nach expliziten Regeln ab. Das ermöglicht den anderen die Analyse zu verstehen, nachvollziehen und überprüfen.

Die Vorgehensweise der Inhaltsanalyse ist theoriegeleitet. Sie analysiert das Material unter einer theoretisch ausgewiesenen Fragestellung. Die Interpretation der Ergebnisse geht vom jeweiligen theoretischen Hintergrund her. Auch die einzelnen Schritte der Analyse werden von theoretischen Überlegungen geleitet (vgl. Mayring, 2010, S. 12,13). Im Abschnitt 3 werden die Regeln für die Analyseschritte detailliert dargestellt.

1. Sampling

In der qualitativen Forschung wird in der ersten Linie nicht der statistischen Repräsentativität Beachtung gegeben, sondern der inhaltlichen Repräsentativität. Sie wird wiederum über eine angemessene Zusammenstellung der Stichprobe erfüllt (vgl. Lamnek, 2005, S. 193). Das Sampling endet dann, wenn eine theoretische Sättigung erreicht ist, und die neuen Fälle keine neuen Erkenntnisse darstellen (vgl. Wiedemann, 1995, S.443). Im Rahmen der vorliegenden Studie ist es jedoch nicht möglich, die Stichprobe undefinierbar zu lassen. So wurde der Stichprobeumfang bei min. N=6 festgelegt. Dabei sollen drei Personen über keinen Migrationsstatus (Hintergrund) verfügen, und die andere drei einen Migrationshintergrund[6] aufweisen. Eine bestimmte Nationalität der Mitarbeiter/-innen mit Migrationshintergrund war dabei nicht von Bedeutung. Alle teilnehmenden Personen sollten eine abgeschlossene dreijährige altenpflegerische Ausbildung haben und in der stationären Altenpflege tätig sein. Weiterhin sollen die Befragten eine gewisse Heterogenität in Bezug auf ihr Alter, Geschlecht, Herkunft, Migrationsstatus, Dauer des Aufenthaltes in Deutschland und Arbeitsdauer aufweisen.

Durch Anhalten dieser Regeln wurde es versucht, ein Teil der Grundgesamtheit abzubilden. Wobei es trotzdem nur von einer bedingten Repräsentativität aufgrund des kleinen Stichprobeumfangs gesprochen werden kann (vgl. Helfferich, 2005, S.152). Aus demselben Grund werden die Ergebnisse der vorliegenden Untersuchung nicht gegenüber gestellt und miteinander verglichen. *„Um die Abhängigkeit von Einzelfällen zu vermeiden, müssen viele Personen miteinander verglichen werden."* (Lazarus, 2005, S.242). Das bedeutet, dass die gewonnenen Resultate als Grundlage für weitere Untersuchungen dienen.

1.1 Feldzugang

Die Kontaktdaten der Institutionen wurden aus dem Verzeichnis von AFGJS (2009) über die Altenwohnheime im Land Bremen gewonnen. Insgesamt wurden Heimleiter/-innen aus 18 Einrichtungen bezüglich der Unterstützung bei der Rekrutierung ihrer Mitarbeiter/-innen befragt.

Die Teilnahme am Interview war zu jedem Zeitpunkt freiwillig.

2 Erhebungsmethode

Die Informationserhebung über die explizite und impliziten Vorstellungen der Pflegenden in Bezug auf ihre Arbeitsbelastungen, gesundheitlichen Beschwerden und Bewältigungsstrategien erfolgt in der vorliegenden Untersuchung mit Hilfe eines episodischen Interviews. Dieser Erhebungsform ist auf Flick (1995) zurückzuführen.

Die Ausgangsannahme für das episodische Interview geht davon aus, dass subjektive Erfahrungen der Personen bezüglich eines bestimmten Gegenstandsbereichs in Form *narrativ-episodischen Wissens* und in Form *semantischen Wissens* abgespeichert und rekonstruiert sind.

---

[6] Darunter sind Migrant/-innen, Menschen mit Migrationshintergrund, Kinder mit Migrationshintergrund, Ausländische Staatsangehörige, Zuwanderer, Zugewanderte Personen zu verstehen (s. Kapitel I, Begriffsbestimmungen).

Narrativ-episodischen Wissen ist erfahrungsnah und bezieht sich immer auf einer konkreten Situation und deren Umstände. Der Situationsablauf im jeweiligen Kontext stellt eine zentrale Einheit dar, um die das Wissen organisiert ist. Semantisches Wissen organisiert sich aus mehreren verschieden konkreten Situationen zu einem Gegenstandsbereich. Diese Form des Wissens erhält abstrahierte, verallgemeinerte Annahmen und Zusammenhänge. Begriffe und ihre Beziehungen untereinander stellen hier die zentralen Einheiten dar. Um die beide Formen des Wissens über einen Gegenstandsbereich zu erfassen, wurde ein Verfahren entwickelt, das narrativ-episodisches Wissen über Erzählungen erhebt und analysiert, semantisches Wissen hingegen durch konkret-zielgerichtete Fragen zugänglich macht (vgl. Flick et al., 2004, S. 52).

Die Aufmerksamkeit im Interview richtet sich dabei auf Situationen bzw. Episoden, in denen die erzählende Person Erfahrungen gemacht hat, die für die Fragestellung der Untersuchung relevant erscheinen. Sowohl die Darstellungsform einer Episode (Beschreibung oder Erzählung), aber auch die Auswahl von Situationen kann weitergehend von den Interviewpartner/-innen nach Gesichtspunkten subjektiver Relevanz gestaltet werden. Ziel des episodischen Interviews ist, bereichsbezogen zu gestatten, Erfahrungen in allgemeiner, vergleichender oder anderer Form darzustellen und gleichzeitig die entsprechende Situationen/ Episoden zu erzählen (vgl. a.a.O., S. 53).

2.1 Inhaltsstruktur des Interviewleitfadens

Auf der Grundlage einschlägiger Studien (Ahlberg-Hulten et al., 1995; Brause et al., 2010; Berger et al., 2001; Brandenburg 2006; DBfK 2009; Grabbe et al., 2005; Hasselhorn et al., 2005; Macpherson et al., 1994; Schminke 2009; Wieland 2009; Oldenburger, 2012) wurde ein Interviewleitfaden entwickelt, der auf drei Themenbereiche fokussiert ist: I. Arbeitsbelastungen und gesundheitliche Beschwerden der Altenpflegekräfte, II. Subjektive Gesundheits- und Krankheitstheorien und III. Individuelle Bewältigungsstrategien und Ressourcen der Beschäftigen. Diese Themenbereiche wurden mit Berücksichtigung des möglichen Migrationshintergrundes der Befragten betrachtet und analysiert.

Die gewählte Interviewform impliziert eine Kombination aus Narration und Befragung und soll weitgehend einer Alltagskommunikation entsprechen (vgl. Lamnek, 2005, S.362, 363). Zentraler Ausgangspunkt dabei ist die regelmäßige Aufforderung, Situationen zu erzählen. Zunächst wird den Interviewpartner/-innen das Grundprinzip des episodischen Interviews einführend erläutert, um sie mit der Interviewform in Bezug auf das Thema der Untersuchung vertraut zu machen (vgl. Flick, 2011, S.274). Diese Aufklärung erfolgte mit dem Satz: „Im Folgenden werde ich Sie immer wieder bitten, mir Situationen zu erzählen, die mit dem

Thema Umgang mit Arbeitsbelastungen und gesundheitlichen Beeinträchtigungen zu tun haben".

Im ersten Teil des Interviews wurde eine Frage nach der Motivation zur Berufswahl gestellt, um besser ins Gespräch zu kommen und vertrauliche Situation aufzubauen. Dabei war von großem Interesse zu erfahren, ob die Person die Entscheidung für den Pflegeberuf bewusst getroffen hat oder durch gewisse Lebensumstände dazu kam (z. B. Umschulung wegen langer Arbeitslosigkeit, oder Hoffnung der Migrant/-innen auf eine bessere Chance auf dem deutschen Arbeitsmarkt). Ein Bewusstsein über eine Berufswahl ist deshalb wichtig zu erfragen, weil die Motivation vornehmlich die Rollenselbstdeutung und demzufolge auch die Zufriedenheit mit dem Beruf mitbestimmt (vgl. Wirsing, 2007, S.172). Somit sollten die Belastungs-, Verarbeitungs- und Bewältigungsverläufe in Bezug auf die bisherigen biografischen Erfahrungen und persönlichen Wünsche rekonstruiert werden. Weiterhin wurden die Personen aufgefordert, über ihre erlebten Belastungen am Arbeitsplatz und gesundheitlichen Beeinträchtigungen zu berichten, wobei auf die subjektive Wahrnehmung der möglichen Ursachen geachtet wurde.

Das zweite Teil widmete sich der Frage nach subjektiver Bedeutung von Gesundheit und Krankheit der befragten Personen. Neben Erzählaufforderungen wurden die Fragen nach subjektiven Definitionen von Gesundheit und Krankheit gestellt. Diese Frage zielt auf die semantischen Anteile des Wissens ab.

Im dritten Interviewabschnitt waren die Darstellung individueller Stressbewältigungsformen und Informationen über die Verfügung von Gesundheitsressourcen von Interesse. Eine abschließende Frage nach den Verbesserungswünschen und Vorschlägen rundete das Interview ab.

3 Durchführung

In der Pilotphase erwies sich der Interviewleitfaden als ein geeignetes Erhebungsinstrument und wurde in seiner Konzeption belassen. Insgesamt wurden sechs Interviews mit Tonbandaufnahme durchgeführt. Die durchschnittliche Dauer der Interviews lag bei etwa 36 Minuten.

Vor dem eigentlichen Interview wurden die befragten Personen zunächst über die Fragestellung der Untersuchung, dem Erkenntnisinteresse und über die Vorgehensweise im Interview aufgeklärt. Danach unterschrieben die Interviewpartner/-innen eine Einwilligungserklärung. Damit bestätigten sie, dass sie durch die Interviewerin über das Forschungsprojekt und die Nutzung von Daten informiert wurden.

Die Interviews wurden nach dem Transkriptionsregelsystem von Dresing & Pehl (2011) vollständig transkribiert. Dieses System berücksichtigt die spätere Auswertungsarbeit am Computer und eignete sich somit am besten.

4 Auswertungsverfahren

Die Interviews wurden in einem ersten Schritt inhaltlich nach den drei Themenbereichen (Arbeitsbelastungen und gesundheitliche Beschwerden, subjektive Gesundheits- und Krankheitstheorien, individuelle Bewältigungsstrategien und Ressourcen) strukturiert. Als weiterer Schritt wurde für jeden Themenbereich ein eigenständiges Kategoriensystem basierend auf induktiv-deduktiver, qualitativer Inhaltsanalyse entwickelt. Die Formulierung von einzelnen Kategorien erfolgte nahe am Material, um dem Qualitätskriterium, der intersubjektiven Nachvollziehbarkeit, Rechnung zu tragen (vgl. Steinke 2004, S. 324-326).

Die Analyse des Textmaterials wurde mit einem Computerprogramm zur Qualitativen Inhaltsanalyse (MAXQDA)[7] durchgeführt.

Das Verfahren der Inhaltsanalyse basiert auf systematisch-intersubjektiver Beschreibung der Bedeutung bzw. des Bedeutungspotenzials von Texten. Hier werden bestimmte Äußerungen oder Textteile bestimmten Bedeutungsaspekten zugeordnet. Anschließend werden sie in Form eines Kategoriensystems dargestellt (vgl. Rager et al., 1999, S. 43-44).

Bei der inhaltsanalytischen Auswertung unterscheiden sich drei Arten von Einheiten: *Auswahl*, *Analyse-* und *Kontexteinheit* (vgl. Rustemeyer, 1992, S. 69). Die Interviews mit Pflegekräften bilden in dieser Untersuchung die *Auswahleinheit* (vgl. ebd.). Als *Analyseeinheiten* sind die Textstellen zu verstehen, die für die Fragestellung relevant sind. Sie werden später den Bedeutungskategorien des Kategoriensystems zugeordnet. Dem Herausstellen dieser Einheiten wird gerade bei der Analyse von teilstrukturierten Interviews eine zentrale Rolle zugeschrieben, da dieses Material zahlreiche Textpassagen enthält, die vielleicht eine große Bedeutung für die Befragten haben, allerdings für die Beantwortung der Fragestellung der Studie irrelevant sind. Die Analyseeinheiten, die auch als thematisch zusammengehörige Textpassage zu verstehen sind, wurden bei der Analyse primär nach inhaltlichen Gesichtspunkten ausgewählt. Formale Regeln für diese Vorgehensweise wurden nicht erarbeitet. Jedoch wurde streng darauf geachtet, dass die Einheiten einerseits nicht zu groß waren, um die darauffolgende Zuordnung zu den Bedeutungskategorien des Kategoriensystems wider-

---

[7] MAXQDA (Software for qualitative data analyses): VERBI Software (2010). Consult.Sozialforschung. GmbH. Berlin www.MAXQDA.de.

spruchsfrei zu gestalten, sowie andererseits nicht zu klein waren, damit es zu keiner künstlichen Aufwertung von Daten kam (vgl. a.a.O., S. 70, 75, 86). Der Auswahl der Textstellen erfolgte auch dann, wenn die darin enthaltenen Äußerungen bereits an anderen Stellen angeführt sind. Auf diese Weise wurde verhindert, dass wichtige Informationen aufgrund subjektiver Fehleinschätzungen verloren gehen. In Zweifelsfällen wurden Texteinheiten immer in die Analyse einbezogen.

Um die Analyseeinheiten zu verstehen, sind *Kontexteinheiten* notwendig. Diese sind Textstellen, die in dieser Analyse zwar markiert wurden, aber nur als Information bei der Bedeutungsfestlegung herangezogen wurden. Eine Kontexteinheit entspricht in der Regel der Frage des Interviewers als auch dem gesamten Interview einschließlich aller Fragen und Antworten, die einer Analyseeinheit vorausgingen und auf sie folgten.

Ein nachfolgender Schritt ist die Erstellung des Kategoriensystems. Hier werden Bedeutungsaspekte, denen die zuvor ausgewählten Einheiten zugeordnet werden sollen, als Kategorien formuliert. Die Zuordnung dieser Einheiten zu den Kategorien sollte interpersonell möglichst übereinstimmend erfolgen können. Das gelingt durch eine möglichst exakte Definition der Kategorien. Im Kategoriensystem werden die Analyseeinheiten thematisch geordnet und zusammengefasst. Die Erstellung des Kategoriensystems besteht aus weiteren Arbeitsschritten: *Benennung*, *Explikation* und *Beispielgebung* (vgl. Schreier, Groeben, 1999, S. 48).

Für die *Kategorienbenennung* werden hauptsächlich diejenigen Bedeutungsaspekte ausgewählt, hinsichtlich derer die Texte beschrieben werden sollen. Damit die Ergebnisse nicht vorzeitig auf einige wenige theoretisch-abstrakte Begriffe reduziert werden, sollten hierfür vor allem theoriearme und deskriptive Kategorienbenennungen verwendet werden. Die Benennung kann sowohl induktiv, deduktiv als auch gemischt erfolgen. In der vorliegenden Untersuchung erfolgte die Kategorienbenennung mittels eines gemischten deduktiv-induktives Vorgehens, wobei die induktive Vorgehensweise dominierte (vgl. Winkelhage et al., 2008, S. 7).

Als Erstes wurden für jede Untersuchungsdimension die Oberkategorien benannt. Das erfolgte deduktiv anhand der jeweiligen Interviewfragen und ggf. induktiv anhand der entsprechenden Antworten.

Das Erstellen von ersten drei Oberkategorien erfolgte deduktiv, da sie den Interviewleitfragen der Untersuchungsdimension entsprechen. Die letzte Oberkategorie wurde induktiv kodiert. Hier wurden die Antworten der Befragten einbezogen, die sie eigenständig ohne explizite Nachfrage durch den Interviewer in das Erzählen einbrachten.

Als nächstes erfolgte die Zuordnung von Unterkategorien (Ausprägungen) zu den Oberkategorien.

Darauf erfolgt die *Explikation* der Kategorien. Es werden Regeln darüber erstellt, unter welchen Voraussetzungen die Zuordnung einer Analyseeinheit zu einer bestimmten Kategorie passieren darf. Wichtig dabei ist, dass die Explikationen sehr differenziert und intersubjektiv nachvollziehbar durchgeführt werden sollen. Auf diese Weise kann die Reliabilität (s. unten) der Kodierungen erhöht werden.

In einem nächsten Schritt werden notwendige Abgrenzungen angegeben, damit sich Kategorien nicht überlappen und Einheiten eindeutig zugeordnet werden können. Abgrenzungen stellen dar, unter welchen Voraussetzungen eine bestimmte Analyseeinheit nicht der beschriebenen Kategorie zugeordnet werden darf sondern einer anderen.

Auch bei den Oberkategorien erfolgt Explikation und Abgrenzung. Hier wird jedoch auf das Beispiel verzichtet, da es zu einer unnötigen Vergrößerung des Kategoriensystems aufgrund der Zuordnung dieser Einheiten zu den Unterkategorien führen kann.

Alle sechs Interviews wurden jeweils vollständig in die Probe- und Hauptkodierung (s. unten) einbezogen. Der Vorgang des Kodierens resultiert in 33 Ober- und 135 Unterkategorien (Kategoriensystem s. Anhang B).

Für die Überprüfung des Kategoriensystems auf dessen methodologischen Anforderungen werden Gütekriterien - *Objektivität*, *Reliabilität* und *Validität* - eingesetzt (vgl. Rustemeyer, 1992, S.140; Schreier, Groeben, 1999, S.48).

Die *Reliabilität* der Inhaltsanalyse, wird während der gesamten Erstellung des Kategoriensystems sichergestellt, indem von der Autorin eine vorläufige Kodierung vorgenommen wurde, diese wurde eine Woche nicht angesehen, und daraufhin wurde noch einmal die gesamte Auswahleinheit zu Kategorien zusammengefasst (vgl. Hussy et al., 2010, S.23). Die Kategorien aus der ersten und zweiten Kodierung konnten dann miteinander verglichen werden. Bei dem Vergleich resultierte sich eine fast vollständige Übereinstimmung.

Da die Reliabilität dieser Untersuchung zufriedenstellend ist, konnte auch die *Objektivität* der Analyse erreicht werden, da diese miteinander in engem Zusammenhang stehen.

Bei der *Validität* wird gemessen, wie gut die relevanten Textbedeutungen durch das Kategoriensystem dargestellt werden. Ein Kategoriensystem mit keinen Restkategorien, die zur Anwendung kommen können, ist inhaltlich valide. Da diese Untersuchung eine zufriedenstellende Reliabilität aufweist, und eine geringe Besetzungshäufigkeit für Restkategorien hat, gilt das Kategoriensystem als valide.

IV Darstellung der Ergebnisse

Im Folgenden werden zunächst die befragten Pflegekräfte kurz vorgestellt und daraufhin die Kategorien des Kategoriensystems und die dazugehörigen Häufigkeiten über alle Teilnehmenden hinweg dargestellt. Zur Veranschaulichung werden auch einige Fundstellen aufgeführt.

Bei der Ergebnisdarstellung wird auf die Herkunft bzw. den Migrationsstatus der Pflegekräfte besonderes geachtet, wobei aufgrund der kleinen Stichprobe kein Vergleich der beiden Gruppen (Pflegekräfte mit und ohne Migrationshintergrund) möglich ist. So werden die Resultate zwar für alle Befragten zusammengefasst, jedoch werden einige Befunde, die für die Beantwortung der Fragstellung der vorliegenden Arbeit besonders wichtig sind, nach der Nationalität der Teilnehmenden separat dargestellt. Aus oben genannten Gründen werden nicht die Nennungshäufigkeiten in den Vordergrund gestellt, sondern die relevanten Erkenntnisse geltend gemacht. Die Ergebnisse einer Frequenzanalyse sind im Anhang C detailliert dargestellt.

Entsprechend der Dimensionen des Leitfadens (s. methodisches Vorgehen, 2.1) werden die Ergebnisse für die folgenden Themenbereiche aufgeführt: Arbeitsbelastungen und gesundheitliche Beschwerden der Altenpflegekräfte, subjektive Gesundheits- und Krankheitstheorien und individuelle Bewältigungsstrategien und Ressourcen der Beschäftigen.

1 Die Interviewteilnehmerinnen

An dieser Stelle werden kurz die Merkmale der Interviewten vorgestellt.

Wie zuvor geplant, wurden sechs Pflegekräfte interviewt. Alle Personen waren weiblich im Alter zwischen 25 und 49 Jahren. Zwei Teilnehmerinnen waren verheiratet und vier ledig. Kinder hatten zwei Personen.

Zwei Befragten verfügten über Fachabitur und Realschulabschluss, eine weitere Pflegekraft hatte ein Fachhochschuldiplom. Vier Personen absolvierten eine altenpflegerische Ausbildung, die beiden anderen lernten Krankenpflege und Heilerziehungspflege. Alle Teilnehmenden arbeiten zurzeit in der stationären Altenpflege in Bremen, Niedersachsen und Rheinlandpfalz. Fünf Personen sind in der Pflege tätig, und eine Person arbeitet in der Verwaltung als Teamleitung. Vier Befragte sind Vollzeit beschäftigt und zwei Teilzeit mit 20 und 30 Stunden pro Woche. Die Hälfte der Teilnehmenden hat Wechselschicht ohne Nachtdienst, die andere

Hälfte arbeitet Wechselschicht mit Nachtdienst. Die Interviewpartner/-innen sind inzwischen 5 bis 31 Jahre in der Pflege tätig. Bei vier Befragten liegt die Arbeitsdauer im Beruf bei unter 10 Jahren.

Vier Befragte haben eine deutsche Nationalität, wobei eine Person zur Gruppe der Spätaussiedler[8] gehört, die mit der Einreise aus der UdSSR eine deutsche Staatsangehörigkeit angenommen hat. Zwei weitere Personen haben eine tunesische oder polnische Nationalität. Sie leben seit 8, 24 und 23 Jahren in Deutschland. Als Muttersprache spricht die Hälfte der Pflegekräfte Deutsch und die andere Hälfte entweder Arabisch, Polnisch oder Russisch (s. Tabelle 2 im Anhang A). Die oben beschriebenen soziodemografischen Korrelate verteilen sich bei den Pflegenden mit und ohne Migrationshintergrund gleichermaßen (s. Tabelle 3 im Anhang A).

Da alle teilnehmenden Personen Frauen sind, wird im Folgenden auf die geschlechtsspezifische Schreibweise verzichtet und nur die weibliche Form verwendet.

2 Arbeitsbelastungen und gesundheitliche Beschwerden

Dieses Kapitel beschäftigt sich mit der Darstellung von Arbeitsbelastungen und Erkrankungen der befragten Pflegekräfte. Besonders geachtet wird dabei auf die subjektive Wahrnehmung von den möglichen Ursachen für die Belastungen und gesundheitlichen Beschwerden, da sie bei den Pflegenden mit und ohne Migrationshintergrund unterschiedlich sein können. Diese Erkenntnisse werden in Bezug auf die bisherigen biografischen Erfahrungen der Befragten und persönliche Motivation zur Berufswahl rekonstruiert.

Hinsichtlich der Frage nach den persönlichen Motiven für die Berufswahl, konnten folgende Oberkategorien gebildet werden: Altenpflege als Traumberuf, Altenpflege als Alternativberuf, andere Wege zum Altenpflegeberuf, Alternativen zur Altenpflege, Faktoren für den Altenpflegeberuf, Faktoren gegen den Altenpflegeberuf (s. Kategoriensystem: I. 1. Wege zum Beruf).

Alle befragten Pflegekräfte arbeiten gerne in ihrem Beruf. Jedoch unterscheiden sie sich insbesondere darin, auf welchem Weg sie in die Pflege gelangt sind. Lediglich für eine einheimische Person war Altenpflege immer ein *Traumberuf*. Für die Mehrheit der Befragten war diese Beschäftigung eine *Alternative zu ihrem Wunschberuf oder Wunschstudium* (n=4).

---

[8] (Spät-) Aussiedler/-innen "(…) sind im amtlichen Sprachgebrauch seit dem 1. Januar 1993 (…) Angehörige von deutschen Minderheiten, deren Familien teilweise seit Generationen in Ostmitteleuropa, Osteuropa, Südosteuropa und teilweise in Asien gelebt haben, und die seit 1990 in die Bundesrepublik Deutschland eingereist sind"(Statistisches Bundesamt, 2010, S.332).

Dabei kamen manche Mitarbeiterinnen *durch Zufall* zu der Altenpflege (n=2), oder weil sie *kein konkretes Vorhaben* für das Berufsleben hatten (n=1).

Viele Befragten (n=4), und besonders die Pflegende mit Migrationshintergrund, sind bei ihrer Entscheidung nach *Ausschlusskriterien* vorgegangen. Sie schätzten eigene Stärken und Schwächen ein und trafen somit die Entscheidung:

> "Ich hab mir immer so gesagt, ich kann eigentlich ganz gut mit älteren Menschen umgehen und das war eigentlich die Sache, die ich gut machen konnte (lachend). Keine Mathe, keine Physik, keine Geschichte, keine, ja keine keine andere (ähh), wie sagt man das, ja Wissenschaften." (Pflegekraft mit Migrationshintergrund, Teilnehmerin 3)

Einige Pflegekräfte (n=3) hatten Familienangehörige oder Bekannte, die in der Altenpflege tätig waren und wollten nach diesem *Vorbild* den Beruf auch ausüben.

Neben der Altenpflege könnte die Hälfte aller Befragten (n=3) verschiedene *Alternativberufe* erlernen oder ausüben. Diese Berufe sind jedoch in den meisten Fällen mit der Pflege verwandt und setzten Arbeit mit Menschen voraus. So nannten die meisten Teilnehmenden solche Bereiche wie Krankenpflege oder Sozialbereich als mögliche Alternativen zu der Altenpflege.

Auf die Frage nach den Einflussfaktoren bei dem Treffen einer Entscheidung nannten die Pflegenden verschiedene Pro und Contras (s. Kategoriensystem: I. 1.1). Grund für die Ausübung des altenpflegerischen Berufes war bei der Hälfte aller Beschäftigten ein großes *Interesse entweder an der Pflege,* oder an der *Medizin (Behandlungspflege).* Das Interesse an der Medizin und besonders die daraus resultierende Möglichkeit des Nutzens von gewonnen Kenntnissen für die *Verbesserung oder Beibehaltung eigener Gesundheit,* machte dieser Beruf für eine Befragte attraktiv.

Fast jede der befragten Pflegekräfte (n=4) kann die *älteren Menschen gut verstehen.* Die Hoffnung, den *pflegebedürftigen Menschen helfen zu können,* spielte für einige Beschäftigte (n=2) eine entscheidende Rolle bei der Berufswahl:

> "(…) diese Entwicklung zu sehen, dass man aktiv in in (emm) diese Weiterentwicklung eines solchen Menschen sich einbeziehen kann, dass man ihm eben helfen kann, (…), dass er gesund wird, dass er zum Beispiel von einem immobilen Bewohner stetig langsam langsam, Schritt für Schritt zu einem mobilen Bewohner wird." (Pflegekraft mit Migrationshintergrund, Teilnehmerin 2)

Ebenfalls können die gesammelten positiven Erfahrungen mit dem *Arbeitsteam* (n=1) als protektive Faktoren für die Wahl der Altenpflege angesehen werden. Letztendlich nannten einige Pflegekräfte solche Aspekte wie *Vergütung und Dauer der Ausbildung* (n=1), *gute Berufsaussichten* (n=2) sowie *Entfernung des Arbeitsortes zum Wohnort* (n=1) und *günstige Arbeitszeiten* (n=1) als Gründe für ihre Berufswahl.

Gegen den Altenpflegeberuf sprach bei fast allen Befragten (n=4) ein hohes Ausmaß an *physischen und psychischen Belastungen* in der Altenpflege:

"(...) dagegen sprach für mich auch, dass ich gedacht habe, dass es halt sehr belastend, so. Erst mal Rücken, Psyche." (Pflegekraft ohne Migrationshintergrund, Teilnehmerin 1)

Auch mögliche Konfrontation mit *aggressiven Bewohner/-innen* (n=1) oder dem *Tod der Bewohner* (n=1), sowie *straffrechtliche Konsequenzen* (n=1) der altenpflegerischen Tätigkeit waren für einige Befragten ein Grund gegen das Erlernen dieses Berufes. Dagegen sprach zudem ein bestehender *Personalmangel* (n=2) in der Pflege und daraus resultierende Bedenken, in der eigenen *Freizeit eingeschränkt zu sein* (n=1) und *für die Kollegen ständig einspringen* (n=1) zu müssen.

Manche Befragten hatten Angst, den *Infektionsgefahren* bei der Arbeit ausgesetzt zu werden. Auch die *Abneigung der direkten Pflege* (n=1) wurde als Grund gegen den Pflegeberuf genannt. Jedoch handelt es sich dabei um eine Krankenpflegekraft, die sich bei ihrer Entscheidung mehr an medizinischen Aspekten ihres Berufes orientierte.

In Bezug auf die Frage nach den positiven und negativen Seiten des Altenpflegeberufes ließen sich folgende Oberkategorien erstellen: personale Ressourcen, Ressourcen im Umgang mit Bewohner/-innen, institutionelle Ressourcen,[9] Belastungen durch Teamarbeit, organisationsbedingte Arbeitsbelastungen, Belastungen im Umgang mit Bewohner/-innen, Belastungen mit dem Schwerpunkt Heben und Tragen (s. Kategoriensystem: I. 2. Ressourcen und Belastungen am Arbeitsplatz).

Am häufigsten sind befragte Pflegekräfte den organisationsbedingten Arbeitsbelastungen ausgesetzt. So empfindet die Mehrheit der Beschäftigten das *Schichtsystem* (n=4) im Pflegeheim als belastend. Dabei sprechen Pflegekräfte mit Migrationshintergrund (n=3) öfters davon als ihre einheimischen Kollegen (n=1). Allerdings wirkt das Schichtsystem nicht so belastend wie die Folgen einer solchen Stundenaufteilung. Bedingt durch einen wechselhaften Dienstplan wird die Freiheit der Mitarbeiterinnen in Bezug auf die Ausübung von Hobbys oder Freizeitgestaltung meistens eingeschränkt. Das führt zur Unzufriedenheit der Beschäftigten und wird als Belastung empfunden:

"Also du kannst keine vernünftigen Hobbys ausführen oder ausüben, weil du immer wieder mal verschiedene Dienste hast, also Früh, Spät, Nacht was auch immer und du kannst halt nicht an einem, oder ist mir zumindest nie gewährt worden, dass ich jeden Dienst meinetwegen immer Frühdienst hatte, um halt bestimmte Hobbys auszuführen. Also das hat mich immer genervt. Dann jedes zweite Wochenende arbeiten und immer dann, wenn andere frei hatten (...)" (Pflegekraft mit Migrationshintergrund, Teilnehmerin 1)

---

[9] Ressourcen werden nicht in diesem Kapitel, sondern im Kapitel 4. "Individuelle Bewältigungsstrategien und Ressourcen" detailliert beschrieben.

Auch durch *Dokumentationsarbeit* sind manche Pflegekräfte und vor allem ausländische Mitarbeiterinnen (n=2) häufig belastet:

> "(…) heutzutage Altenpflege ist sehr mit Dokumentation verbunden. Also man muss viel mehr sich irgendwie organisieren als früher. (…) Also diese ganze Kram rum herum. Also jetzt, wenn du anfängst, du musst das einfach in einem Fingerchen haben, ne. Also sagen wie so, wenn du auf einen Bewohner guckst, dann musst du als Gesamtheit das sehen. Und ganze Papiere und Ausfüllen und und das sind so Ketten." (Pflegekraft mit Migrationshintergrund, Teilnehmerin 3)

Gleichermaßen klagen Beschäftigte mit und ohne Migrationshintergrund über solchen Belastungen wie *Zeitdruck* (n=2) und *Leistungsdruck* (n=2):

> "Das muss alles schnell gehen, man hat gar keine Zeit, Hauptsache man hat das fertig/ Ja das ist alles missfällt mir sehr, muss ich sagen. Man hat keine Ruhe mehr, ne." (Pflegekraft ohne Migrationshintergrund, Teilnehmerin 3)

Dabei ist die Mehrheit der ausländischen Pflegenden (n=2) öfters durch *gleichzeitiges Erledigen von mehreren Aufgaben* überfordert:

> "Das ist halt...also da hast du ein auf der Toilette, den anderen willst du gleichzeitig schon mal rausholen oder schon mal irgendwie im Bett fertig machen oder was auch immer, dann klingelt der, dann...Also man muss ja irgendwie koordinieren. Es ist halt echt anstrengend. "(Pflegekraft mit Migrationshintergrund, Teilnehmerin 1)

Heben und Tragen von Patent/-innen oder schweren Gegenständen wird von Pflegekräften (n=3) ebenso als belastend empfunden.

> "Und gerade in der Altenpflege ist der der Rücken ja extrem, extrem belastet. (…) Also es ist in der Tat so, man sagt, es gibt Lifter, warum holen sie sich nicht das, warum holen sie sich nicht jenes? Es ist mir alles bekannt und es ist mir alles bewusst. Da gibt´s ein Lifter für drei oder vier Stationen. Ja super! (ironisch) dann hol den erst mal. Und solange sitzt da Bewohner halb nackig irgendwo rum." (Pflegekraft mit Migrationshintergrund, Teilnehmerin 1)

Auch die *autonome Verrichtung von pflegerischen Tätigkeiten* wurde von einer Pflegekraft mit Migrationshintergrund als Belastung zur Sprache gebracht. Obwohl man in stationärem Bereich der Altenpflege immer in einem Team arbeitet, sind die Mitarbeiter/-innen oft auf sich alleine gestellt. Nur in seltenen (Not-)Fällen greifen sie auf die Unterstützung von ihren Kolleg/-innen zurück. Eine solche Arbeitsweise ist mit Verantwortung des Einzelnen verbunden und erfordert ein schnelles, jedoch qualitatives Erledigen der Aufgaben:

> "(…) man ist eigentlich immer auf sich alleine gestellt. Klar kann man sich Kollegen dazuholen, also wenn es gar nicht anderes geht, aber das ist, die anderen holst du auch aus der Arbeit raus, ne, das kann man auch nicht immer machen. Und schon zu sehen, dass man irgendwie alleine klarkommt." (Pflegekraft mit Migrationshintergrund, Teilnehmerin 1)

Diese alltägliche *Übernahme der Verantwortung* bei der Arbeit empfindet die Mehrheit der einheimischen Miterbeiterinnen (n=2) als belastend. Entscheidungen sollen nicht nur für die

Bewohner/-innen, sondern auch für ihre Angehörige getroffen werden und sind mit großer Gewissenhaftigkeit verbunden. Nicht immer können die Beschäftigten diese Verantwortung tragen. Oft sind sie dadurch überfordert:

"(…), ich finde auch die Verantwortung, die man da hat, das ist teilweise auch sehr belastend. Also, dass da irgendwie die Angehörige, die Leute sind nicht immer greifbar oder selbst wenn man sie irgendwie, sie sind da und dann fragen sie eher mich dann: "Was sollen wir tun?" und man muss dann irgendwelche Entscheidungen treffen, die man vielleicht gar nicht wirklich treffen will (…)" (Pflegekraft ohne Migrationshintergrund, Teilnehmerin 1)

Aufgrund des bestehenden *Personalmangels* (n=2) können sich die Beschäftigten häufig auf ihren *Dienstplan nicht verlassen* (n=2) sowie *keine* ausreichenden *Pausen* anhalten (n=2).

Schließlich müssen die Pflegekräfte vor Ort oftmals ein *großes Laufpensum* verrichten:

"Oder ich merke manchmal, ich bin jetzt mittlerweile auch schon 40, ich merke manchmal, dass ich dann so hin- und herlaufe und auf einmal (lachend) außer Atem komme so. Dann denke ich, das finde ich belastend, ne." (Pflegekraft ohne Migrationshintergrund, Teilnehmerin 1)

Auch im Umgang mit Bewohner/-innen sind die Befragten zahlreichen Belastungen ausgesetzt. So stellt zum Beispiel die Konfrontation mit dem *Tod der Bewohner/-innen* (n=3) eine enorme Belastung dar:

"Was ich ja ganz furchtbar fand waren die erste Todeserfahrung. Also wenn da halt, wenn du tatsächlich miterlebst, wie jemand in deinen Armen mehr oder weniger verstirbt, dass ist echt schon hart. Und dann hast du niemanden zum Reden (...3)." (Pflegekraft mit Migrationshintergrund, Teilnehmerin 1)

Oft haben die Mitarbeiterinnen *keine seelische Unterstützung am Arbeitsplatz* (n=1), um die erlebten Todesfälle oder belastenden Situationen bei der Arbeit verarbeiten zu können:

"(…) es gibt nichts für die Pflegekräfte, also ich hab zumindestens nicht kennengelernt, dass man wo man hingehen kann und sich mal (emm) ausheulen kann, (…) wo man wirklich ein bisschen seelische Unterstützung bekommt." (Pflegekraft mit Migrationshintergrund, Teilnehmerin 1)

Aufgrund des großen Zeit- und Leistungsdrucks bleibt für viele Beschäftigte zu *wenig Zeit für die Bewohner/-innen* (n=3). Die Pflegekräfte können oft ihrem zugrunde liegenden Bedürfnis, nämlich den pflegebedürftigen Menschen helfen zu wollen, nicht ausreichend nachgehen (vgl. Stordeur et al., 2005, S.43). Das löst eine massive Unzufriedenheit aus:

"Na, also ich bin mir selbst nicht gerecht geworden, (emm) geschweige denn, und das ist aller schlimmster was mir passieren kann, also den Bewohnern. Überhaupt nicht, du du weißt, dass du irgendwas machst und machst das damit gemacht ist, aber man steht da nicht so richtig hinter. Also hätte ich die Möglichkeit würde ich viel, viel mehr machen, oder viel ausführlicher. Ich würd mich total gerne mit den Leuten besser unterhalten, mehr unterhalten, mehr Zeit mit denen verbringen (…)."(Pflegekraft mit Migrationshintergrund, Teilnehmerin 1)

Außerdem geht die altenpflegerische Tätigkeit meistens weit über die pflegerische Versorgung der Bewohner/-innen hinaus. Sie müssen oft die *Aufgaben der Angehörigen übernehmen* (n=1):

> "Also in unserem Setting da, es ist Öfteren so. Wo ich dann eben merke, die Angehörigen, die sind entweder wollen die nicht oder sind überfordert und ich nehme quasi deren Platz ein und weiß gar nicht, ob ich das wirklich will, so ne." (Pflegekraft ohne Migrationshintergrund, Teilnehmerin 1)

Selbst die Teamarbeit stellt für viele Mitarbeiterinnen verschiedene Belastungen dar. Diese Belastungen wurden ausschließlich von den ausländischen Pflegenden geäußert. So sprachen zwei Beschäftigte (n=2) von Belastungen aufgrund *sprachlicher Verständigung* im Team oder *diverser Sichtweisen* der Mitarbeiterinnen sowie *mangelnder Mitarbeit* und *Anerkennung durch Kollegen*:

> "Ich wurde gemobbt, so kann man das sagen. Ja, ich wurde gemobbt mit Information vorenthalten, es gab kein nettes Wort. Es gab nur "Hallo" und "Tschüs". Und ansonsten hat keiner mit mir gesprochen. Ich kann mir überhaupt nicht meiner Qualifikation entsprechend angenommen" (Pflegekraft mit Migrationshintergrund, Teilnehmerin 2)

Die altenpflegerische Tätigkeit hat eine vielfältige Auswirkung auf die Gesundheit der befragten Mitarbeiterinnen. Auf die Frage nach Gesundheitsveränderungen während der Arbeit konnten folgende Oberkategorien erarbeitet werden: positive Veränderungen, keine Veränderungen, negative Veränderungen (s. Kategoriensystem: I. 3. Gesundheitsveränderungen während der Arbeit).

Eine Pflegekraft äußerte, dass sie dank der medizinisch-pflegerischen Kenntnisse einige *positive Veränderungen* ihrer Gesundheit beobachten konnte, indem sie *aufmerksamer auf den eigenen Körper bzw. die Gesundheit* geachtet hatte und *einen gesunden Lebensstil* pflegte.

> "(…) man weiß schon, auf welche oder welche Dinge eher positiv für den Körper sind, welche Dinge eher negativ, und man versucht das zumindest überwiegend schon ein bisschen auch einzuhalten. Hätte ich jetzt gar keine Ahnung von Medizin, oder wäre ich nicht aus medizinischem oder pflegerischem Bereich, ja wüsste man auch ganz vieles nicht, ja. Ich finde das ist halt dann immer große Schatz, persönlicher, also der der auch gut für das eigene Leben ist." (Pflegekraft mit Migrationshintergrund, Teilnehmerin 1)

Dennoch wird der Gesundheitszustand der Mitarbeiterinnen aufgrund enormer psychischer und physischer Arbeitsbelastungen häufig beeinträchtigt. Über die *negativen Veränderungen* der Gesundheit klagen fast alle befragten Pflegekräfte (n=5):

> "Also, ich finde, dass ich (ähh), seit ich hier arbeite in der Einrichtung öfter krank war. Also ich war in der Schulzeit zum Beispiel war ich nie krank, ich hab nie gefehlt aufgrund Krankheit, außer vielleicht nur zwei drei Tage wegen irgendwas. Aber hier merke ich schon, dass ich anfälliger bin." (Pflegekraft ohne Migrationshintergrund, Teilnehmerin 2)

Letztendlich konnten zwei Mitarbeiterinnen bei sich entweder *gar keine* oder *keine langfristigen Veränderungen* ihrer Gesundheit feststellen:

> "Ich habe kein Problem mit. Also ich hab nix, Gott sei Dank. (…) Ich habe ein ganz gutes Immunsystem. Ne, ne habe ich nicht." (Pflegekraft ohne Migrationshintergrund, Teilnehmerin 3)

Auf die Frage nach vorhandene Erkrankungen ließen sich weitere Oberkategorien erstellen: Erkrankungen - kurzfristig; Erkrankungen - langfristig (s. Kategoriensystem: I. 3. Gesundheitsveränderungen während der Arbeit).

Pflegekräfte bezeichnen ihre Krankheiten als kurz auftretende Beschwerden, wenn sie unter *vorübergehenden Schmerzen* (n=2), *Infektionskrankheiten* (n=3) oder *kurzfristigen Atemwegsbeschwerden* (n=1) leiden:

> "Jetzt hab ich neulich längere Zeit Husten. Musste vier Wochen lang, hab ich dann so nen Inhalationsspree nehmen müssen. Und dann habe ich dann gedacht "Ne, Gottes Wille, jetzt hast du Asthma", aber es war dann tatsächlich wieder weg, so." (Pflegekraft ohne Migrationshintergrund, Teilnehmerin 1)

Einige Mitarbeiterinnen leiden zudem unter dauerhaften bzw. chronischen Erkrankungen wie *Kopfschmerzen* (n=1), *Muskel- und Skeletterkrankungen* (n=3) in Form von Rücken- oder Gelenkschmerzen oder *psychischen Beschwerden* (n=2):

> "Da war ich ja zurzeit depressiv gewesen. So der Fall. Ich bin nach Hause gekommen, und ich hab nichts mehr hingekriegt. Ich war zur Zeit zickig zu meinem Freund gewesen, und ich wollte mit keinem reden, ich war zur Zeit in mich gekehrt, und ich hab nichts mehr richtig geschafft, ich war nur noch manchmal da gewesen und (emm) war zu zu müde, um etwas zu tun, aber auch innerlich so aufgeregt, um schlafen zu können, um Ruhe zu bekommen." (Pflegekraft mit Migrationshintergrund, Teilnehmerin 2)

Die Ursachen für die Erkrankungen sehen die meisten Pflegekräfte in den enormen Belastungen am Arbeitsplatz (s. Kategoriensystem: I. 3.2 Ursachen für die Erkrankungen). Dabei war die Mehrheit der Mitarbeiterinnen mit Migrationshintergrund (n=2) der Meinung, dass die Ursache für die körperlichen Beschwerden an *psychischen Belastungen* (*Leistungsdruck*) liegt:

> "Es ist meistens so Stresssituationen, wo (…) Bewohner klingelt, das Telefon klingelt, Kollegin möchte etwas von dir, eine Person meldet sich krank. Das sind sozusagen vier Sachen auf ein Mal. (…) du bist gerade in einem Raum, wo ein Bewohner sagt "Helfen Sie mir, helfen Sie mir!" (…) dann merke ich das bei Nacken und kommt Verspannung, und dann habe ich rote Backen, und dann merke ich, ich bin verspannt und dann kommt Schmerzen, ne." (Pflegekraft mit Migrationshintergrund, Teilnehmerin 3)

Die einheimischen Pflegekräfte sehen die Ursachen für ihre Beschwerden vielmehr in den *allgemeinen Belastungen* (n=1) oder *mangelnder Hygiene am Arbeitsplatz* (n=1):

> "Ja, wahrscheinlich mangelnde Hygienemaßnahmen, die man vielleicht auch noch nicht angeleitet hat, weil man nicht wusste, dass der Bewohner betroffen ist. Weil so ne Stuhl-

probe abzugeben zum Beispiel, da dauert es ja auch zwei drei Tage bis da Ergebnis vorliegt." (Pflegekraft ohne Migrationshintergrund, Teilnehmerin 2)

3 Subjektive Gesundheits- und Krankheitstheorien

Dieses Kapitel behandelt die Fragen, was die Pflegekräfte mit und ohne Migrationshintergrund unter Gesundheit und Krankheit verstehen, und wie sie mit ihren eigener Gesundheit und Erkrankungen umgehen. Dabei war es von großem Interesse, subjektive Konzepte zur Gesundheit und Krankheit der Befragten zu erschließen, um somit die Bewältigungsvorgänge zu verstehen.

Auf die Fragen nach subjektiven Gesundheits- und Krankheitsvorstellungen der Pflegenden und deren Umgang mit ihrer letzten Erkrankung, resultieren sich folgende Oberkategorien: Gesundheitskonzepte, Krankheitskonzepte, Umgang mit der Erkrankung (s. Kategoriensystem: II. Subjektive Gesundheits- und Krankheitskonzepte).

Die Gesundheits- und Krankheitsvorstellungen der befragten Beschäftigten stellen sich als mehrdimensional und komplex dar. Die Mehrheit aller Pflegekräfte versteht unter *Gesundheit als eine Abwesenheit von Krankheit* (n=4):

"Unter Gesundheit verstehe ich, dass man sich gesund fühlt, dass man keine Krankheiten hat, dass man keine Knochen gebrochen hat, dass man keine Grippe hat (…)." (Pflegekraft ohne Migrationshintergrund, Teilnehmerin 3)

Diese Ergebnisse bestätigen die Resultate der Untersuchungen von Flick und Schmitt, in denen die Gesundheit in erster Linie als 'Abwesenheit von Schmerzen' durch die Pflegenden differiert wird (vgl. Flick, 2004; Schmitt, 2007).

Darüber hinaus fühlen sich Beschäftigte (n=3) dann gesund, wenn sie in ihrer Körperfunktionalität nicht eingeschränkt sind und alltägliche Aufgaben ohne Hilfe von Dritten bewältigen können. Somit ist die *Gesundheit als ein Zweck zum Ziel* zu verstehen:

"Gesundheit ist eigentlich für mich das, wenn ich funktioniere, also wenn ich keine (emm)(...3) ja wie soll ich sagen, wenn ich keine Einschränkungen insoweit spüre, dass ich Dinge, die mir wichtig sind, nicht tun kann, wie zum Beispiel arbeiten." (Pflegekraft mit Migrationshintergrund, Teilnehmerin 1)

Weiterhin orientierten sich einige ausländische und einheimische Befragten (n=3) bei der Beschreibung des Gesundheitsbegriffes oft an einer WHO-Definition, indem sie *Gesundheit als seelisches Wohlbefinden* bezeichneten:

" Unter Gesundheit verstehe ich (ähh) (....4) Wohlbefinden, Motivation." (Pflegekraft ohne Migrationshintergrund, Teilnehmerin 2)

" Und wo du gerade gesagt hast, woran ich merke, dass ich gesund bin, ist, dass es mir mental gut geht. Also wenn ich gute Laune habe und fröhlich bin, dann fühle ich mich automatisch halt natürlich auch gesund" (Pflegekraft mit Migrationshintergrund, Teilnehmerin 1)

Zudem bezeichnete eine einheimische Pflegekraft *Gesundheit als ein Gleichgewicht* oder eine Balance:

"Ja, wenn ich das alles so gut hinkriege, ne also irgendwie auch so ne Gleichgewicht.(…), wenn ich sage, wenn ich mich gesund fühle, dann habe ich das alles so in Balance irgendwie so (...4)." (Pflegekraft ohne Migrationshintergrund, Teilnehmerin 1)

Eine andere Meinung lieferte eine ausländische Mitarbeiterin, indem sie Gesundheit als einen komplexen, *wechselhaften Zustand* versteht:

"Wie sehe ich eine Person, die Schlaganfall hatte, am Anfang ist er krank. Dann ein Jahr, zwei Jahre danach ist er immer, noch sagen wir mal, halbseitig gelähmt, aber ist er krank, oder ist er gesund? In meinen Augen, trotzt, dass er beeinträchtigt ist (...4). Zwar ist er krank, aber irgendwie die Richtung von Gesundheit, weil das ist so, eine, na sag mal, Stabilität für eine Zeit, ne." (Pflegekraft mit Migrationshintergrund, Teilnehmerin 3)

In Bezug auf den Begriff 'Krankheit' liefern die befragten Pflegekräfte ebenso vielseitige Definitionen. Für die Hälfte der Beschäftigten (n=3) bedeutet *Krankheit einen Verlust von Arbeitsfähigkeit.*

"Ja unter Krankheit verstehe ich (...3), dass du nicht arbeiten kannst, dass du dich körperlich schlecht fühlst, dass du dich auch psychisch nicht in der Lage siehst, mit älteren Menschen umzugehen." (Pflegekraft ohne Migrationshintergrund, Teilnehmerin 2)

Gleichartig ist Definition von *Krankheit als einer Einschränkung* (n=2), die das Erledigen der alltäglichen Anforderungen unmöglich macht:

"(…) für mich ist Krankheit, ein Zustand, der (emm) (...2), ja der einschränkt in seinen, in seinem täglichen Leben. Ne, das was man sonst kann, durch die Krankheit eingeschränkt. Da kann/ das mag in psychischem Sinne sein oder in physischem Sinne. Das ist für mich Krankheit. Eine Krankheit schränkt mich immer ein." (Pflegekraft mit Migrationshintergrund, Teilnehmerin 2)

Außerdem sprachen zwei Pflegekräfte von einer Einschränkung im sozialen Sinne. Bedingt durch ihre Erkrankung fühlten sie sich von den anderen Mitmenschen abgegrenzt. Dementsprechend lässt sich *Krankheit als eine soziale Abgrenzung* definieren:

"(…) dieses versteht keiner, weil wenn man sich so depressiv fühlt. Das es ja auch, was auch Leute von außen auch nicht so sehen können, ne." (Pflegekraft ohne Migrationshintergrund, Teilnehmerin 1)

Manche Beschäftigte (n=2) verstehen Krankheit als etwas Übertragbares und somit als eine (kurzfristige) *Gefahrdarstellung für die Anderen*:

"Ja, krank, denke ich immer halt nur bis du nur, wenn du Infektion hast, oder was an die andere Leute weitergeben kannst, was gefährlich für die ist." (Pflegekraft ohne Migrationshintergrund, Teilnehmerin 2)

Andere Beschäftigte beschreiben *Krankheit* hingegen als etwas Ernsthaftes oder *Andauerndes* (n=3):

> "Also ich finde Krankheit ist nichts Negatives, wenn man nicht komplett ernsthaft er-
> krankt ist, und mit 'ernsthaft erkrankt' meine ich vielleicht Krebs oder AIDS oder sonst
> irgendwas." (Pflegekraft mit Migrationshintergrund, Teilnehmerin 1)

Einige Pflegekräfte (n=3) sehen in der *Krankheit etwas Zugefügtes*, was sie selbst nicht beeinflussen oder ändern können:

> " (…) oder ja, wenn ich irgendwie Infektion habe ja, dann tja (lacht), dann ist es halt ein-
> fach so, ne. Das ist dann einfach ein Phänomen. Ich hab meinetwegen was aufgeschnappt,
> was in der Stadt rum war, aber dann ist es eben auch einfach da." (Pflegekraft ohne Mig-
> rationshintergrund, Teilnehmerin 1)

Dabei empfindet eine einheimische Person diesen *Zustand als* positiv, *als eine Befreiung* von der Arbeit oder alltäglichen Aufgaben. Eine ausländische Mitarbeiterin sieht darin hingegen einen *Verlust vom Selbstvertrauen.*

Letztendlich wird von zwei Befragten der Krankheitsbegriff als ein *Warnsignal des Körpers* definiert. Somit ähnelt diese Vorstellung dem von Selye beschriebenen allgemeinen Adapti- onssyndrom, indem der Körper in einer Erschöpfungsphase ein Signal in Form von Krankheit gibt (s. Kapitel II, 2.3):

> "Ich find Krankheit ist ein Warnsystem des eigenen Körpers. Also ich find der Körper
> weiß, was gut für ihn ist und was nicht gut für ihn ist, das weiß jeder Organismus selbst
> (…). Und krank sein ist halt, weiß ich nicht, also es ist auch immer so ein bisschen Zei-
> chen (…) vom Körper, dass er Ruhe braucht, oder dass er an einer Grenze gerade ist, wo
> man ihm ein bisschen, ja, Ruhe und Gang runterschalten gönnen muss, bevor es halt echt
> eskalieren könnte (…)" (Pflegekraft mit Migrationshintergrund, Teilnehmerin 1)

Entsprechend der beschriebenen subjektiven Gesundheits- und Krankheitskonzepte gehen die befragten Pflegekräfte auf unterschiedlicher Weise mit ihrer Erkrankung/-en um. Fast alle Mitarbeiterinnen (n=4) wählen einen *präventiven Umgang*, indem sie die Risikofaktoren verringern oder vermeiden. So sprachen fast alle Beschäftigten von der Stärkung der Rü- ckenmuskulatur als Prävention von Rückenbeschwerden:

> "Ich persönlich nutz das Kieser Training. (…) Das ist schon auch sehr gut. Also, aller-
> dings auch vor allerding, wenn man ja was für den Rücken tut, ne, ne, also. Aber das
> kann man, also ich kann mir eigentlich ohne so was gar nicht mehr denken, ne. (…) Also
> da würde ich immer jedem sagen, der das macht, muss unbedingt so was tun für den Rü-
> cken und dazu präventiv zu arbeiten." (Pflegekraft ohne Migrationshintergrund, Teilneh-
> merin 1)

Lediglich eine Pflegekraft betont die Wichtigkeit der Stärkung oder Förderung der Gesund- heit statt Vermeidung von Risikofaktoren:

> "Ja, also ich lebe eigentlich für sich so ganz gesund. Ich esse ziemlich gesund und bewe-
> ge mich viel an der frische Luft und lege auch viele Ruhephasen ein. Das ist für mich

wichtig, (…) Und ich mach das auch schon ein bisschen langsamer alles. Und nehme mir auch nicht zu vieles auf einmal vor, und all das, finde ich, das spielt ne große Rolle, dass man mit sich zufrieden ist und dann eben auch nicht so anfällig für welche Krankheiten, die hier rumkruosieren." (Pflegekraft ohne Migrationshintergrund, Teilnehmerin 3)

Bei leichten Beschwerden geben sich manche Mitarbeiterinnen *Ruhe* (n=3) und greifen zur *Selbstbehandlung* (n=2) oder *familiären Unterstützung* (n=1):

"(…) wenn man dann erkältet ist, oder wenn man irgendwie Angina hat, oder was weiße ich was eine Grippe, oder so, ne, dass man ja nicht wegen jedem Wehwehchen im Prinzip zum Arzt rennt, sondern schon paar Hausmitteln dann auch zur Verfügung hat." (Pflegekraft mit Migrationshintergrund, Teilnehmerin 1)

Ärztliche Hilfe nehmen die Pflegenden (n=5) erst im *schlimmsten Fall* in Anspruch, wenn z. B. eine Ansteckungsgefahr für die andern besteht oder schwere Komplikationen entstehen:

"Also ich gehe ja auch wirklich tatsächlich erst zum Arzt, wenn ich wirklich nicht mehr kann und dann ne Gefahr besteht, dass Bewohner sich bei mir einstecken können, bei ner Erkältung oder so was." (Pflegekraft ohne Migrationshintergrund, Teilnehmerin 2)

Im Umgang mit psychischen Beschwerden haben die befragten Mitarbeiterinnen ebenso vielfältige Bewältigungsstrategien. In einigen Studien wurde bereits belegt, dass einfaches Zuhören zu einer Verbesserung des psychischen Befindens der Frauen führt (vgl. Grande, 2009, S. 331). So sprachen auch manche Mitarbeiterinnen (n=2) in der vorliegenden Befragung von der *Suche nach einem Gesprächspartner:*

"Was ich eben auch mache ist, wenn es gar nicht mehr geht, dass ich das irgendjemandem mitteile so (...2)." (Pflegekraft ohne Migrationshintergrund, Teilnehmerin 1)

Ebenfalls die *Abgrenzung von den Anderen* (n=1) kann eine mögliche emotionsorientierte Copingstrategie darstellen. Dabei verhalf einer Pflegekraft ein emotionaler Ausdruck wie *Weinen,* ihre psychischen Probleme zu bewältigen:

"Emm, ja und irgendwie Weinen. Also Weinen ist für mich dann eigentlich schon die Phase, wo es wieder ein bisschen besser geht so, für mich persönlich (...3)." (Pflegekraft ohne Migrationshintergrund, Teilnehmerin 1)

Schließlich kam es bei einer ausländischen Pflegekraft aufgrund von *Kündigung der Arbeitsstelle* zu einer Verbesserung ihres psychischen Zustandes:

"Ja das war, das war meine Erkrankung gewesen, aber da habe ich mich gut wieder rausgekriegt. Das war einfach der Wechsel der Arbeitsstelle dann." (Pflegekraft mit Migrationshintergrund, Teilnehmerin 2)

4   Individuelle Bewältigungsstrategien und Ressourcen

Dieses Kapitel widmet sich der Darstellung individueller Stressbewältigung und Ressourcen der Befragten. Ähnlich wie in vorherigen Kapiteln wird auch hier der Migrationshintergrund der Befragten berücksichtigt. Die Vorschläge der Pflegekräfte in Bezug auf die Verbesserung der Arbeitsbedingungen, sowie Aufbau und Stärkung von Ressourcen, runden dies Kapitel ab.

Auf die Fragen nach dem Umgang mit stressenden/ belastenden Situationen konnten folgende Oberkategorien gebildet werden: Bewältigungsstrategien vor, in und nach Stresssituation; Ressourcen (Sozialkapital) (s. Kategoriensystem: III.1. Individuelle Bewältigungsstrategien und Ressourcen). Zudem werden in diesem Kapitel erstellte Kategorien zu personalen Ressourcen, Ressourcen im Umgang mit Bewohner/-innen und weiteren institutionellen Ressourcen vorgestellt, die auf die Frage nach positiven Seiten des Altenpflegeberufes ermittelt wurden.

Die Bewältigungsstrategien der befragten Pflegekräfte lassen sich auf die theoretischen Überlegungen zur kognitiven, transaktionalen Stresstheorie von Lazarus und Launier (1981) übertragen (s. Kapitel II. 3.1). Noch *vor dem Arbeitsbeginn* bewerten die Mitarbeiterinnen (n=2) sich selbst sowie mögliche Ereignisse und Situationen auf der Arbeit unter Berücksichtigung der gegebenen Voraussetzungen (Gemütsverfassung, psychischer Zustand, situative Ressourcen). Wenn die verfügbaren Kapazitäten für die Bewältigung von möglichen belastenden Situationen nicht ausreichen, dann werden eigene Ressourcen geschützt. Dies erfolgt für eine Pflegekraft durch Einlegen von *mehreren Ruhepausen* während der Arbeit, und für die andere Kollegin durch *Reduktion der Tätigkeit auf das notwendige Minimum*:

> "(…) ich schätz mich auch oft selber ein, wenn ich merke, es ist kein guter Tag, dann treffe ich auch so Entscheidungen, wie ich mache irgendwie, was weiß ich, nur, es ist ein bisschen übertrieben, aber nur Dienst nach Vorschrift. Und wenn, also ich versuche möglichst viele Belastungen zu vermeiden. Also ich schieb zum Beispiel dann oder ich dusch jemanden nicht. Also wenn diese Menschen zu duschen, das kann sehr, sehr belastend sein (lachend)." (Pflegekraft ohne Migrationshintergrund, Teilnehmerin 1)

Ein solch präventiver Umgang mit dem Stress lässt zu, dass viele belastende Situationen bei der Arbeit entweder ausgeschlossen werden oder gar nicht als stressend wahrgenommen werden.

Unmittelbar *in der Stresssituation* werden von den Pflegenden andere Bewältigungsstrategien gewählt. Dabei lassen sich folglich beschriebene Strategien auf die von Lazarus und Launier (1978) gegebenen vier Arten von Bewältigung übertragen: Informationssuche, direkte Handlung, Handlungshemmung und intrapsychisches Coping (s. Kapitel II. 3.2).

Als direkte Handlung mit problemorientierter Funktion kann folgende Copingstrategie angesehen werden. Wenn die Situation als 'stressend' empfunden wird, entscheidet sich die Mehrheit der Befragten (n=4) *aus dieser Situation rauszugehen*:

"Ich gehe meistens aus dem ganzen Geschehen raus, ich gehe weg von meinen Kollegen, ich gehe weg von den Bewohnern und (emm) meistens fünf Minuten nur, weil ich ja auch selber weiß, was warum und was da grad gewesen ist. Und dann atme ich einmal kurz durch und dann geht's auch wieder, dann gehe ich wieder runter und dann ist alles gut." (Pflegekraft ohne Migrationshintergrund, Teilnehmerin 2)

Dabei scheint diese Bewältigungsart für die einheimischen Pflegenden (n=3) eher erste Wahl zu sein als für die Pflegekräfte mit Migrationshintergrund (n=1):

"Ahso, in so einer Moment, ich glaube ich habe keine Zeit mich zurückzuziehen, weil in dem Moment ich einfach Arbeit sehe (…) " (Pflegekraft mit Migrationshintergrund, Teilnehmerin 3)

Statt Stresssituation zu verlassen, entscheidet sich die Mehrheit der ausländischen Beschäftigten (n=2) für eine andere Form, der direkten Handlung. Sie suchen nach der Unterstützung von Kolleginnen und *holen jemanden dazu*:

"Und wenn ich dann merke, ich komm hier nicht weiter, dann hole ich mir (…) jemanden dazu (…)" (Pflegekraft mit Migrationshintergrund, Teilnehmerin 2)

Auf problemorientierte Weise verringert sich der Einfluss vom Stress auf eine einzelne Person, indem die Aufteilung von belastenden Elementen auf mehrere Personen erfolgt. Die Anwesenheit von Kolleginnen kann zudem auf emotionsorientierte Art den momentanen Emotionszustand der Betroffenen verbessern, unter der Voraussetzung, dass zwischen den Teammitgliedern eine freundliche und verständnisvolle Atmosphäre herrscht.

Wenn die Anforderungen einer Situation die Kapazitäten (hier Qualifikationen, Kenntnisse) einer Person übersteigen, dann kann die *Abgabe der Verantwortung* an die höheren Instanzen für die einzelnen Mitarbeiterinnen (n=2) eine stressmildernde Wirkung haben. Dabei kann diese Strategie gleichzeitig als problemlösende und als emotionsregulierende Handlung angesehen werden:

"(…) ich versuche die Verantwortung abzugeben an einer höheren Position wie zum Beispiel als Altenpflegerin an meine Wohnbereichsleitung oder an die Pflegedienstleitung oder an der letzten Instanz halt an die Heimleitung." (Pflegekraft mit Migrationshintergrund, Teilnehmerin 2)

Eine andere Form der Stressbewältigung stellt die *Suche nach Informationen* dar:

"Und was ich dann für mich selber machen kann, ist einfach nur (ähhmm) ja /wenn wenn es ein medizinischer Fall ist, kann ich Fachliteratur dazuholen und das Internet (…)." (Pflegekraft mit Migrationshintergrund, Teilnehmerin 2)

Zwei ausländische und eine einheimische Mitarbeiterinnen verringern die Stresswirkung, indem sie in belastender Situation *Prioritäten setzen*. Das hilft den Betroffenen auf eine problemorientierte Weise, von einer großen Anzahl der Aufgaben nicht gleich überfordert zu werden, und auf emotionszentrierte Art ein Gefühl der Kontrolle über die Situation zu gewinnen:

> "Ich ziehe mich kurz zurück, um nachzudenken, was ist wichtiger, also ich meine nicht 10 oder 20 Minuten. Das ist so, man muss einfach einfach überlegen nach Reihenfolge, was wichtiger ist, wo muss man reagieren und wo muss man sagen "Stopp, Moment! Gleich später. Jetzt nicht", ne." (Pflegekraft mit Migrationshintergrund, Teilnehmerin 3)

Eine andere Strategie beschreibt eine einheimische Pflegekraft, indem sie alle *Aufgaben schrittweise erledigt*, ohne dabei eine oder andere Aufgabe zu priorisieren:

> "Dann werde ich nicht panisch. Dann arbeite ich trotzdem Schritt für Schritt alles ab." (Pflegekraft ohne Migrationshintergrund, Teilnehmerin 3)

Letztendlich erzählten einige einheimische Mitarbeiterinnen, dass sie unmittelbar in oder erst nach der Stresssituation *ruhiger* (n=1) oder *wütend* (n=2) *werden*. Dieses Verhalten kann als intrapsychischen Coping mit emotionsorientierter Funktion angesehen werden, indem durch eine solche Handlungsweise die Emotionen der Betroffenen reguliert und Wohlbefinden verbessert werden.

Die alltägliche Ereignisse und Stresssituationen verarbeiten die Pflegenden auch nach dem Feierabend. Nicht jedem geling es, die negativen Gefühle sofort abzubauen. Schließlich gelingt es nur einer Mitarbeiterin, mit dem erlebten Stress nach dem Feierabend durch die Ablenkung *sofort abzuschließen*:

> " Wenn ich hier rausgehe, dann bin ich weg. Dann schließe ich mit dem Thema ab oder wenn ich woanders gearbeitet habe. Komplett. Da habe ich auch gar keine Zeit für (…) Danach, wenn ich zu Hause bin und hier weggehe, dann ist das weg. Dann mache ich meine andere Sache. " (Pflegekraft ohne Migrationshintergrund, Teilnehmerin 3)

Oft suchen befragte Pflegekräfte (n=4) unabhängig von ihrer kulturellen Zugehörigkeit nach einem *Gespräch*:

> "(…) ich konnte halt mit meinen Freundinnen darüber reden. Ich hatte halt das Telefon und wenn es immer so ne Situation war, wo es gar nicht mehr weiterging, dann konnte ich halt mit denen reden, ne. Und sie haben mich dann wieder verstärkt "Kopf nicht hängen, es wird schon wieder werden, beiß dich durch, im schlimmsten Fall suchst du dir eine andere Stelle"."(Pflegekraft mit Migrationshintergrund, Teilnehmerin 2)

Dabei betonten die Befragten, dass das einfache Zuhören im Gespräch viel wichtiger ist als die möglichen Ratschläge:

> "Aber gut, dann hat man einfach (…) aus der Seele erzählt, genau. Und na ja, dann ist man weitergegangen. Ja, das hilft. Sie müssen gar nicht zuhören, Hauptsache man redet (lacht)." (Pflegekraft mit Migrationshintergrund, Teilnehmerin 3)

> "(…) jeder hat hat so seine eigene Strategie damit umzugehen, das habe ich auch bemerkt. Also man muss ja auch wiederrum sagen "ja halt, stopp" wenn sie erzählt mir vielleicht ihren Umgang damit (lachend) und das ist jetzt aber nicht meiner, aber so ja." (Pflegekraft ohne Migrationshintergrund, Teilnehmerin 1)

Diese Annahme bestätigt die Resultate einer Analyse zur psychosozialen Nachsorge nach einem Herzinfarkt bei Frauen und Männern und kann folglich interpretiert werden, dass nicht die Ratschläge, sondern dass einfaches Zuhören und Bestätigen zu einer Verbesserung des Befindens der Frauen führt (vgl. Grande, 2009, S. 331).

Eine weitere Art vom intrapsychischen Coping erfolgt bei zwei Pflegenden mit Migrationshintergrund in Form von *Entspannung in der Freizeit*:

> "Also man sieht dann halt zu, wenn man in der Arbeit Stress hat, dass man sie irgendwie in der Freizeit ausgleichen kann, ablenken kann, entspannen kann, das ist halt wichtig." (Pflegekraft mit Migrationshintergrund, Teilnehmerin 1)

Dabei kann diese Entspannung durch Sport, Ausübung von Hobbys oder anderen Aktivitäten eintreten:

> "(…) wenn ich dann nicht zu depressiv war, dass ich überhaupt nichts mehr machen wollte, dann ich habe mir ein Film angeschaut, oder ich bin einkaufen gegangen, oder ich hab was Schönes, leckeres zum Essen gekocht, einfach um mir selber ein bisschen die die Psyche zu streicheln, einfach zum was Gutes für mich zu tun (…)." (Pflegekraft mit Migrationshintergrund, Teilnehmerin 2)

Auch durch *Weinen* kann der Stress bei einigen Mitarbeiterinnen (n=2) bewältigt werden:

> "Meine Methode ist, wenn ich schlechte Laune habe, und wenn ich wirklich den schlechten Tag habe, dann muss ich einfach weinen. Also für mich ist das, also ich säubere mich damit, ne. Und dann und dann weine ich aus und dann geht´s mir gut." (Pflegekraft mit Migrationshintergrund, Teilnehmerin 3)

Für eine Pflegekraft muslimischer Herkunft stellt das *Beten zu Gott* eine große Hilfe bei der Stressverarbeitung dar:

> "(…) immer, wenn es mir irgendwo schlecht ging, dann habe ich ein paar Versen aus dem Koran reflektiert und einfach nur wieder runterzukommen einfach. (…) Das ist einfach, wenn man das liest, dann kommt man ein bisschen zu sich und weißt, da ist eine höhere Existenz und die und alles hat seinen Grund und vielleicht war einfach der Grund gewesen, dass ich da wegkomme, vielleicht viel, viel schlimmeres passiert wäre, was Gott nicht wollte, was mir wieder passieren sollte." (Pflegekraft mit Migrationshintergrund, Teilnehmerin 2)

Bei der Stressbewältigung nutzen die Pflegekräfte diverse personale und soziale Ressourcen. Zu den personalen Ressourcen der Befragten zählen solche Faktoren wie *Alter* und persönliche Eigenschaften wie erlernte *positive Einstellungen* zur pflegerischen Tätigkeit oder Fähigkeiten *Arbeit und Privatleben voneinander zu trennen*.

So erzählte eine einheimische Pflegekraft über einen mit ihrem *Alter/* ihrer *Erfahrung* gewonnen sicheren Umgang mit alltäglichen Arbeitsanforderungen. Das Alter kann in diesem Kontext als eine wichtige Ressource nicht nur von Zeit, sondern von Wissen, Erfahrung und Kompetenz betrachtet werden:

"(…) da merke ich jetzt an mir selber, je älter ich werde, je länger ich hier bin, dass dass ich das regeln kann. Also, dass das besser wird von Zeit zurzeit. Dass ich orientierter bin, dass ich (emm), ja dass ich mehr Erfahrung habe, so." (Pflegekraft ohne Migrationshintergrund, Teilnehmerin 2)

Weiterhin berichteten zwei Pflegekräfte mit Migrationshintergrund, dass sie im Laufe ihrer Arbeit gelernt haben, optimistisch und gut gelaunt zu sein. Als wichtige interne Ressource erhöht Optimismus (*positive Einstellungen*) die Widerstandsfähigkeit gegenüber dem Stress:

"(…) man ist gezwungen, den ganzen Tag mehr oder weniger zu Lächeln. Ja? also ich bin auch Mensch, der gerne lächelt und ich habe immer das Gefühl, ja die sind/ Den geht halt nicht gut und, also ich muss ich den halt irgendwie ein bisschen ein bisschen SONNE mitbringen (…). Und das macht selber einem selbst ein gute Laune." (Pflegekraft mit Migrationshintergrund, Teilnehmerin 1)

Zu den persönlichen Eigenschaften einer einheimischen Mitarbeiterin gehört zudem die Fähigkeit, *Arbeit und Privatleben* voneinander *trennen* zu können. Diese Fähigkeit ist ein Teil des Selbstmanagements und hilft der Stressverarbeitung:

"Weiß ich nicht, das konnte ich immer schon gut. Ich lasse das alles nicht so doll an mich rankommen. Also es ist nicht, dass ich jetzt oberflächlicher Mensch bin, in dem mir die alten Leute oder Patienten nichts bedeuten, das nicht. Aber, das ist für mich ne Arbeit und fertig, aus (!) Danach wenn ich Zuhause bin und hier weg gehe, dann ist das weg. Dann mache ich meine andere Sache." (Pflegekraft ohne Migrationshintergrund, Teilnehmerin 3)

Zu den externen Ressourcen am Arbeitsplatz gehört in erster Linie die Tätigkeitsart der Mitarbeiterinnen. Die Arbeit im Altenheim ist durch die kontinuierliche Pflege alter Menschen charakterisiert und gehört zur Aufgabenorientierung der Pflegekräfte. Daher wird von den Mitarbeiterinnen die *direkte Arbeit mit Bewohner/-innen* hochgeschätzt (n=3):

"Emm, du bist immer unter Menschen, das mag ich total gerne. Durch diesen Kontakt mit den Menschen hab ich immer gute Laune gehabt." (Pflegekraft mit Migrationshintergrund, Teilnehmerin 1)

Vor allem stellen positiv erlebte Beziehungen zu den Bewohner/-innen eine wichtige situative Ressource dar. Fast alle Beschäftigten (n=5) empfinden große Zufriedenheit, wenn sie *den Bewohner/-innen helfen konnten*:

" Ja also das Gefühl während meine Arbeitszeit Menschen zu helfen, die nicht mehr können, und ich mich halt nach Feierabend noch mal Zuhause irgendwie dran erinnere, dass ich mich, also ich fühle mich dann halt schon gut, wenn ich weiß, was ich bei der Arbeit für die Leute alles so gemacht habe." (Pflegekraft ohne Migrationshintergrund, Teilnehmerin 2)

Bei zwei Pflegkräften mit Migrationshintergrund löst zudem die *Dankbarkeit von Menschen* ein wohliges Gefühl aus:

"Also, es ist etwas, das mich beflügelt, ja was mir wirklich Spaß macht, und vor allem wenn man da noch merkt, emm ja die Leute sind ja dankbar es ist vielleicht ne blöde Begriff, aber es trifft das glaube ich am besten." (Pflegekraft mit Migrationshintergrund, Teilnehmerin 1)

Laut einer aktuellen Hewitt-Studie stellen Lob und Anerkennung von Leistungen eine zentrale Motivationsressource dar (vgl. Schmidt, 2010, S.700). Dabei kann die Dankbarkeit der Bewohner/-innen als Gegenleistung für mangelndes Lob und Anerkennung seitens der Stationsleitung angesehen werden (vgl. Stordeur et al., 2005, S.43).

Weitere externe Ressourcen bieten institutionelle Rahmenbedingungen an. Trotzt der Annahme, dass das Schichtsystem in Pflegeheimen eine große Belastung für die Pflegenden darstellt, sind nicht alle Beschäftigten mit ihren Arbeitszeiten unzufrieden. Einige Pflegekräfte mit und ohne Migrationshintergrund (n=3) sehen das *Schichtsystem* wiederum positiv an:

"(…) und dass ich eben die Arbeitszeiten gefallen mir sehr gut, Früh- und Spätdienst. Das gefällt mir sehr gut, vor allem damals als meine Kinder klein waren, konnte, habe ich ja noch Vollzeit gearbeitet und das war immer ganz bequem für mich. Da war ich Nachmittag Zuhause in der Frühschicht Woche, konnte alles regeln. Und sonst hatte morgens eben alles fertig machen können und die Arbeitszeiten hatten mir auch immer sehr gut gefallen." (Pflegekraft ohne Migrationshintergrund, Teilnehmerin 3)

Manche Pflegeheime haben statt 'Vorschrift orientierte' eine 'patientenorientierte' Arbeitsweise, wo die Pflegenden stärker auf die Bedürfnisse und Wünsche der Bewohner/-innen eingehen. Eine einheimische Pflegekraft bezeichnet daher diese vorgenommene *ruhige Arbeitsweise* als positive Seite ihres Berufes:

"(…) wo ich jetzt arbeite, haben wir das gewisse Hinsicht so durchgesetzt, dass dass eben, dass das nicht so fließbandmäßig gehen kann. (…) Und das finde ich irgendwie ziemlich gut, weil das ist wirklich, da hat man dann richtig was in der Hand, dass man eben bei dieser, dieser als schneller alles besser nicht so mitmachen muss. Das finde ich halt sehr gut." (Pflegekraft ohne Migrationshintergrund, Teilnehmerin 1)

In anderen Einrichtungen haben Beschäftigte mehr Handlungsspielraum. So können zwei ausländische Mitarbeiterinnen bei ihrer Arbeit die *Entscheidungen selbständig* treffen:

"(…) und dann halt aktiv, ja einfach die Ruhe zu behalten und dann diejenige sein zu dürfen, die die Einweisungen gibt und macht und sagt "ja, das und das muss jetzt gemacht werden" und das ist schon echt ein befriedigendes Gefühl irgendwo." (Pflegekraft mit Migrationshintergrund, Teilnehmerin 1)

Handlungsspielraum wird in der Stressforschung als eine wichtige Ressource dargestellt. So kann die betroffene Person ihre Stressoren reduzieren, indem sie negative Arbeits- oder Umweltbedingungen ausschließt oder verändert. Die anspruchsvollen Tätigkeiten können zum Beispiel auf 'ruhigere' Zeiten verlegt und somit der 'Stresscharakter' verändert werden. Letztendlich kann die tätige Person mit der Stresssituation durch das Wissen und den Handlungsspielraum ausgeglichener umgehen (vgl. Frese, Semmer, 1991, S.136-137).

Weitere soziale Ressource der Pflegenden ist das Sozialkapital. Dazu zählen solche Personengruppen wie *Familie, Beziehungspartner, Freunde, Kollegen, Arbeitsgeber* oder *professionelle Beratung*. In Stresssituationen wird soziale Unterstützung besonders wichtig, denn sie bestärkt die Mitarbeiterinnen in ihren Kompetenzen und trägt zur Erhaltung der Selbstsicherheit bei (vgl. Frese, Semmer, 1991, S.147).

Am häufigsten suchen die befragten Pflegekräfte (n=5) nach der Unterstützung bei ihren *Freunden*. Dabei ist es für manche Beschäftigte besonders wichtig, dass ihr Gesprächspartner/-innen über das Wissen von der Altenpflege verfügen:

> "(…) wenn da jemand ist, der dieses Metjer und so auch kennt, ne. Ich hab auch noch ein Freund, der jetzt nicht bei der Firma ist, der ist aber auch Altenpfleger. Mit dem habe ich jetzt nicht mehr so. Aber früher immer viel über so was [Arbeitsbelastungen, Stresssituationen] gesprochen." (Pflegekraft ohne Migrationshintergrund, Teilnehmerin 1)

Beziehungspartner (n=1) oder *Familie* (n=3) sind ebenso wichtige Ressourcen von Pflegenden im privaten Bereich:

> "Mein Mann hilft mir auch sehr viel. Der ist eine große Unterstützung. Also ohne den, denke ich, ich würde viel weniger auf mich aufpassen, ne. (…) Er unterstützt mich, und ich unterstütze ihn." (Pflegekraft mit Migrationshintergrund, Teilnehmerin 3)

Als soziales Wesen hat jeder Mensch das primäre Bedürfnis, in einem Verbund wahrgenommen zu werden und zu arbeiten. Durch Solidarität und aktive Unterstützung im Team reduzieren sich aktuell auftretende Stressoren (vgl. Frese, Semmer, 1991, S.147). So gaben einige Pflegekräfte (n=3) an, dass sie von ihren *Kollegen* oder ihrem *Arbeitgeber* in der Stresssituation unterstützt werden:

> " Ja ich kann immer noch zu manchen Kollegen gehen und und so zu sagen mich aussprechen, ne. Sie hören mir zu und sie sind verständnisvoll." (Pflegekraft mit Migrationshintergrund, Teilnehmerin 3)

> "(…) unsere Chefin, die Heimleitung, die Frau B., die ist da auch ganz toll. Wenn du irgendwelche Probleme hast, dann kannst du immer zu ihr gehen und auch zu unserer Pflegedienstleitung." (Pflegekraft ohne Migrationshintergrund, Teilnehmerin 2)

Eine einheimische Pflegekraft verfügt über die Möglichkeit, eine *professionelle* psychologische *Beratung* in Anspruch zu nehmen. Diese wird von ihr ebenfalls als große Unterstützung im Alltag angesehen:

> "Ich habe längere Zeit Psychotherapie gemacht (…) und ich eigentlich froh bin (lachend), dass ich das habe. (…) Ich brauch das irgendwie und frag mich, wie es werden soll, wenn ich es irgendwann mal nicht mehr habe, so, die Möglichkeit, so ne mit so einer Therapeutin da, irgendwas zu reflektieren und so." (Pflegekraft ohne Migrationshintergrund, Teilnehmerin 1)

Schließlich treten *Hobbys* und *religiöse Aktivitäten* als wichtige Gesundheitsressourcen für die Mitarbeiterinnen auf. Die Mehrheit einheimischer Pflegekräfte (n=3) und eine ausländische Kollegin erzählten über ihre Hobbys. Sie gehen Spazieren, fahren Fahrrad, machen Sport, spielen im Improvisationstheater oder singen im Chor. Für eine Pflegekraft mit muslimischem Hintergrund stellt *Religion* die wesentliche Ressource dar. Dabei bedeutet Religion in diesem Kontext eine verhaltensregulierende Kraft oder Bewältigungsstrategie (vgl. Jeserich, 2011, S.140):

> "(…)ich bin froh, dass Gott da ist und die Hand über mich hielt, dass mir nicht noch was
> Schlimmeres zugefügt wurde. (…) das das hat mir geholfen und das hilft mir immer."
> (Pflegekraft mit Migrationshintergrund, Teilnehmerin 2)

Verluste oder Gewinne von Ressourcen haben eine wesentliche Bedeutung für den Stressprozess und dessen Bewältigung. Es liegt an der menschlichen Natur, eigene Ressourcen zu schützen und neue aufzubauen. So äußerten auch befragte Mitarbeiterinnen ihre Wünsche nach situativen Veränderungen und Aufbau weiterer Ressourcen. Demnach konnten folgende Oberkategorien gebildet werden: Veränderungen auf Politikebene, auf Organisationsebene, auf Mitarbeiterebene, auf Bewohnerebene (s. Kategoriensystem: III. 2. Wünsche nach Veränderungen und Aufbau weiterer Ressourcen).

Es wurden einige Gesichtspunkte, welche die Situation in der Altenpflege positiv verändern können, genannt. Um die Attraktivität der Altenpflege zu steigern, sollen vor allem auf politischer Ebene Entscheidungen über die *Gehaltserhöhung* (n=3) und über die Erhöhung allgemeiner *Investitionen in der Altenpflege* (n=2) getroffen werden. Dabei sind die Pflegekräfte der Meinung, dass eine bessere Finanzierung der Altenpflege sowie eine bessere Arbeitsqualität nur dann gesichert werden kann, wenn der *Wettbewerb zwischen den Pflegeheimen* (n=1) sowie die *Finanzierung nach Pflegestufen* (n=1) *abgeschafft* werden würde. Die Arbeitsqualität in der Pflege kann zudem durch *strenge Aufnahmebedingungen* (n=1) verbessert werden:

> "(…) vor allem Ding, die Leute auch ausbildet und nicht jeden Menschen, der nicht
> weißt, was er machen soll oder von Arbeitsamt werden die ins Altenheim reingestopft,
> weil Hartz IV ausläuft (…). Und dann würde es nämlich auch, (…) das qualifizierte Per-
> sonal entspannter sein. Weil man dann ja als Gesamtergebnis ja eine, eine Erfüllung se-
> hen würde." (Pflegekraft ohne Migrationshintergrund, Teilnehmerin 3)

Weiterhin soll nach Meinung mancher Mitarbeiterinnen *mehr Personal* (und vor allem *Männer* (n=1)) in der Altenpflege *eingestellt* werden (n=2).

Letztendlich soll die Altenpflege *in der Politik* durch Gewerkschaften besser *etabliert* werden (n=1):

> " (…) auch so ne gesamte Lobbysituation, die in der Pflege schlichtweg, meine Meinung
> nach, fehlt. Ich finde die Pflege hat nach wie vor einfach keine Lobby, trotz aller Bemü-
> hungen sich zu professionalisieren und zu qualifizieren (…) jeder normaler Beruf, der in
> der Gesellschaft vernünftig anerkannt wird (…) hat eine ja im Prinzip ne Berufsgenossen-

schaft mehr oder weniger im Rücken, ne? Ne Genossenschaft, wo die sich zusammentun. Was ist mit der Pflege?" (Pflegekraft mit Migrationshintergrund, Teilnehmerin 1)

Ebenfalls sollen einige Veränderungen auf Seiten der Pflegeeinrichtungen erfolgen. Nicht nur die Politik, sondern auch die Einrichtungen sollen für eine *bessere Personalausstattung* (n=2) sorgen, indem genügend qualifizierte Pflegekräfte eingestellt werden. Die Mehrheit der Befragten wünscht sich eine *optimale Dienstplangestaltung* (n=4), um ihre Freizeit besser gestalten zu können.

> "Es sollte so sein, dass eben die der Dienstplan so gestaltet ist, dass man sich damit auch wohlfühlen kann. Also sprich, dass freien Wochenende dann auch wirklich verlässlich frei ist (…)" (Pflegekraft ohne Migrationshintergrund, Teilnehmerin 1)

Auch der Arbeitsprozess soll sich verändern, indem mehr Pausen durchgeführt werden und somit eine *ruhige Arbeitsweise* (n=2) geschaffen wird. Dabei wünschen sich die Beschäftigte (n=2) mehr *Unterstützung von* ihren *Vorgesetzten*:

> "(…) eine unterstützende Atmosphäre, Vorgesetze, die einem helfen, anstatt einem irgendwie unter Druck zu setzten, sollte selbstverständlich sein." (Pflegekraft ohne Migrationshintergrund, Teilnehmerin 1)

Schließlich soll seitens der Organisationen die *Gesundheit* ihrer Beschäftigten besser *gefördert* (n=1) werden, indem zum Beispiel eine *professionelle psychische Betreuung* (n=2) vor Ort angeboten wird:

> "Es ist für mich, finde ich, ein Zeichen von Qualität, wenn man den Mitarbeitern von selbst etwas anbietet, sprich Anbietet, dass es irgendwie Supervisionen gibt, oder dass man (emm) ja mit dem bestimmten Menschen reden kann, der Ahnung davon hat, von diesen seelischen Belangen, ja, und der dann nicht zu Pflegedienstleitung geht und das weitererzählt. (…) also irgendwas Objektives (…). " (Pflegekraft mit Migrationshintergrund, Teilnehmerin 1)

Eine Pflegekraft sprach außerdem über die notwendigen *Veränderungen des Verhaltens der Bewohner/-innen*. Demnach sollen sie sich mehr im pflegerischen Prozess einbringen und mitwirken.

Letztendlich sprachen die befragten Mitarbeiterinnen von den Veränderungen eigener Einstellungen. So sollen die einzelnen Pflegenden selber *nach Professionalisierung streben* (n=2) und sich kontinuierlich weiter bilden. Auch die *Motivation* (n=2) für die Arbeit hängt nicht nur vom Betrieb, sondern von den einzelnen Beschäftigten ab:

> "Und das ist ebenso. Das viele schon so "Oh, ich hab kein Bock!", weiß du, und dann wie sollen sie das alles schaffen? Dann sage ich "fang doch erst mal an!" (…) irgendwann sind wir fertig, ne. Das ist das, jeder einzelner soll für sich überlegen, was er macht, und was er möchte und versuchen an sich selber zu arbeiten. Seine Defizite aufzubessern." (Pflegekraft ohne Migrationshintergrund, Teilnehmerin 3)

Zudem sollen die Mitarbeiter/-innen geduldiger sein (n=1) und für freundliche Atmosphäre im Team sorgen (n=2):

> "Also du kannst dich mit den Kollegen besser verstehen. Also nette Sachen machen. Also unter Kollegen sich einfach gut verstehen und (...2). Also die kleinen Sachen einfach sehen. Heute, also heute bin ich mit einer Kollegin, dann arbeite ich mit ihr, dann schließe ich mich mit ihr zusammen, und wir versuchen einfach aus dem das Beste machen, ne." (Pflegekraft mit Migrationshintergrund, Teilnehmerin 3)

Um viele Belastungen vermeiden zu können, müssen die Beschäftigten *eigene Grenzen kennen* (n=1), indem sie sich bei der Arbeit zum Beispiel nicht unter Druck setzen und in der Freizeit besser *ablenken* (n=1). Auch mehr *Vorbeugungsmaßnahmen* gegen Erkrankungen sollen zu der Freizeitgestaltung der Pflegenden gehören:

> "Ja ich könnte zum Beispiel in meiner Freizeit mehr auf meiner Gesundheit achten, indem ich halt vorbeugend (ähh) Fitness mache (...2) oder, ja." (Pflegekraft ohne Migrationshintergrund, Teilnehmerin 2)

V Diskussion

1 Zusammenfassung und Diskussion

Im Folgenden werden die Ergebnisse aus der Literaturrecherche und Resultate vorliegender Untersuchung kurz zusammengefasst und letztere gleichzeitig diskutiert.

Der erweiterte Zahlenanstieg von Älteren und Hochbetagten, sowie die Zunahme der Pflegebedürftigen haben die Erwartungen und Bedingungen auf dem Pflegemarkt verändert. Aufgrund der sozialstrukturellen Veränderungen in der Gesellschaft nimmt das informelle Pflegepotenzial ab und die professionelle Altenpflege gewinnt vermehrt an Bedeutung.

Seit der Einführung der Pflegeversicherung stehen diesen wachsenden Ansprüchen knappe finanzielle Ressourcen gegenüber, die sich ungünstig auf die personelle Ausstattung in den Einrichtungen auswirken. Die heutige Altenpflege ist durch einen gravierenden Mangel an qualifiziertem und motiviertem Personal gekennzeichnet. Zudem hat die Altenpflege in der Öffentlichkeit ein schlechtes Image. Sie wird oft als ein einfacher Beruf angesehen, in dem keine besonderen Kenntnisse erforderlich sind. Immer weniger junge Menschen wollen den Altenpflegeberuf erlernen. Diese Tatsache bestätigen auch die Ergebnisse der vorliegenden Untersuchung. Lediglich bei einer von sechs Personen war die Pflege ein Traumberuf. In der Regel entscheiden sich Jugendliche für die Altenpflege, weil sie entweder kein konkretes Vorhaben für das Berufsleben haben, oder weil sie in anderen Berufen (Studium) gescheitert waren (auch in Zellhuber, 2003). Die Abnahme des Interesses für diesen Beruf geht einher mit der Senkung der schulischen Altenpflegeausbildung. Als Folge wird es immer schwieriger, die vorgegebene Quote von 50 Prozent Fachpersonal im stationären Bereich der Altenhilfe einzuhalten, und geeignete Mitarbeiter/-innen zu finden.

Durch zahlreiche Anwerbungskampagnen im Ausland, sowie Öffnung des Arbeitsmarktes in EU-Ländern wurde das Interesse der ausländischen Pflegekräfte an der Ausübung der altenpflegerischen Tätigkeit in Deutschland geweckt. Demzufolge sind viele Teams in der Altenpflege multikulturell zusammengesetzt.

Die meisten Pflegenden mit und ohne Migrationshintergrund ergreifen diesen Beruf, weil sie damit den Wunsch zu helfen, etwas Sinnvolles zu tun, und Kontaktfreudigkeit mit den alten Menschen verbinden. Außerdem ist mit dieser Berufswahl die Hoffnung verbunden, pflegerische und medizinische Interessen verwirklichen zu können und die gesellschaftliche Anerkennung zu gewinnen (auch in Wirsing, 2007). Bei der Entscheidung für diesen Beruf nehmen die Pflegekräfte sogar zahlreiche psychische und physische Arbeitsbelastungen in Kauf.

Wie einschlägige Untersuchungen zur Beanspruchungssituation in der Altenpflege zeigen, ist die Tätigkeit in Altenpflegeheimen mit enormen körperlichen und psychischen Belastungen verbunden. So klagen die befragten Pflegekräfte in der vorliegenden Untersuchung über zahlreichen Belastungen, die durch institutionelle Rahmenbedingungen, in Zusammenarbeit der Arbeitsteams oder im Umgang mit Bewohner/-innen, entstehen. Schichtdienst, Belastungen durch Dokumentationsarbeit, enorme Konzentrationsanforderungen bei den diversen gleichlaufenden Aufgaben, hohe Verantwortung und kolossale körperliche Belastungen bestimmen den Alltag in den Pflegeeinrichtungen. Die ursprünglichen Wünsche der Pflegekräfte, den Bewohner/-innen zu helfen, können meistens aufgrund enormen Zeit- und Leistungsdrucks nicht erfüllt werden. Die Pflege an Bewohner/-innen verkürzt sich auf ein notwendiges Minimum, sodass für eine tiefere Bindung zum Patienten in der Regel keine Zeit bleibt (u.a. auch in Wirsing, 2007; Stordeur et al., 2005). Bedingt durch personale Engpässe können sich die Beschäftigten auf ihren Dienstplan häufig nicht verlassen und haben in der Regel keine ausreichenden Pausen. Hinzu kommen Belastungen, die in der Zusammenarbeit mit Kolleg/-innen entstehen. Vor allem sind davon die Pflegekräfte mit Migrationshintergrund am stärksten betroffen. Sie klagen über mangelnde Anerkennung durch Kolleg/-innen und Missverständnisse aufgrund sprachlicher Probleme sowie diverser Sichtweisen (auch in van den Bergh, Lehmann, 2004; Friebe, 2006).

Die Arbeitsbelastungen haben meistens eine negative Auswirkung auf den Gesundheitszustand der Mitarbeiter/-innen. Wie bereits mehrere Studien belegen, haben Pflegekräfte einen höheren Krankenstand als die Beschäftigten anderer Branchen. Dabei dominieren solche Krankheiten wie Atemwegerkrankungen, Erkrankungen des Verdauungsapparates sowie Muskel- und Skeletterkrankungen. Bei den ausländischen Pflegenden werden zudem oft psychiatrische Erkrankungen und Herz-Kreislauf-Störungen diagnostiziert. Der alltägliche Umgang mit Fäkalien, Urin, Blut und Eiter erhöht das Risiko für Infektionskrankheiten. Als Schutz dagegen benutzen die Pflegekräfte oft Desinfektionsmittel, was zu Allergien und Hautreizungen führt.

Auch in der vorliegenden Untersuchung wurden oben beschriebene Resultate bestätigt. Befragte Pflegekräfte mit und ohne Migrationshintergrund klagen in ihrer Mehrzahl über negative mit der Arbeit verbundenen Veränderungen ihrer Gesundheit. Dabei unterscheiden Beschäftigte zwischen kurzfristigen und langfristigen Erkrankungen. Zu den kurzzeitigen Erkrankungen der Pflegenden gehören vor allem vorübergehende Schmerzen, kurzfristige

Atembeschwerden sowie Infektionskrankheiten. Zudem leiden die Beschäftigten unter langfristigen oder chronischen Krankheiten wie andauernde Kopfschmerzen, Muskel- und Skeletterkrankungen und psychische Beschwerden. Die Resultate der Untersuchungen über Häufigkeit von Herz-Kreislauf-Störungen bei den Migrant/-innen konnten in der vorliegenden Untersuchung nicht belegt oder widerlegt werden. Grund dafür ist eine kleine Stichprobeanzahl sowie das junge Alter der befragten Beschäftigten mit Migrationshintergrund.

Wie zahlreiche Studien über den Belastungstand des Pflegepersonals zeigen, leiden die Beschäftigten in Pflegeberufen überproportional häufig an psychosomatischen und psychiatrischen Erkrankungen. Allgemeine Beschwerden wie Müdigkeit oder Schlafstörungen, depressive Symptome wie Interessenverlust und Antriebslosigkeit sind häufige Ausprägungen davon. Ebenfalls leiden einige in der vorliegenden Untersuchung befragte Pflegekräfte mit und ohne Migrationshintergrund unter psychischen Problemen in Form von depressiven Störungen.

Die Ursachen für die oben genannten Erkrankungen der Pflegenden können vielfältig sein. So sehen die befragten einheimischen Pflegekräfte die Ursachen für ihre Beschwerden in enormen allgemeinen Belastungen sowie an mangelnder Hygiene am Arbeitsplatz. Ihre ausländische Kolleg/-innen bringen ihre Krankheiten in erster Linie in Verbindung mit hohen psychischen Anstrengungen auf der Arbeit.

Der Wirkungskreislauf zwischen Psyche und Körper wurde inzwischen gut bewiesen. Nach Selye reagiert der Organismus auf jede Anforderung mit physischen Veränderungen. Nach einer anfänglichen Alarmreaktion des Körpers folgt ein Stadium des Wiederstandes, indem Energiereserven mobilisiert werden. Bei intensiver und langer Wirkung der Belastungen auf das Individuum kommt es zur Erschöpfungsphase, die durch den Verbrauch von Energiereserven gekennzeichnet ist und mit Erkrankung oder sogar mit dem Tod enden kann. Nach Borysenko entsteht eine stressbedingte Erkrankung dann, wenn die Balance des Nerven- und Immunsystems durch exogene oder endogene Reize zerstört und zu einer Überreaktion oder Unterreaktion gebracht werden.

Die Auswirkung des Stresses in Organismus, und vor allem die Wahrnehmung und Ausprägung von Krankheitssymptomen, sind individuell unterschiedlich und hängen von verschiedenen individuellen und situativen Faktoren ab. So werden Psyche und Körper in verschiedenen Kulturkreisen unterschiedlich betrachtet. Somit werden auch die Erkrankungen unterschiedlich wahrgenommen und zum Ausdruck gebracht. Während die Schulmedizin westlicher Prägung den Körper als ein separates System vom System der Psyche darstellt, ist diese Trennung in anderen Kulturkreisen fremd. So können zum Beispiel solche ungenauen

Beschreibungen von Symptomen wie ‚alles Schmerz', die bei den mediterranischen Patient/-innen oft zum Ausdruck kommen, eine denkbare andere Ausdrucksform von psychosozialen Belastungen und Stress darstellen.

Obwohl psychische Belastungen zum Pflegealltag gehören, können sie nicht in direkten Zusammenhang mit gesundheitlichen Beschwerden gebracht werden. Denn nicht jede Belastung führt unmittelbar zu einer Erkrankung. So gaben auch einige Pflegekräfte in der vorliegenden Befragung an, dass ihre Gesundheit sich trotz der hohen Belastungen während der Arbeit nicht verändert oder nicht langfristig verändert hat. Solche Einflussfaktoren wie interne und externe Ressourcen, sowie individuelle und kollektive Verarbeitungs- und Bewältigungsstrategien, wirken negativen Folgen von Belastungen entgegen. Außerdem wird nicht jede belastende Situation durch die betroffene Person gleich als stressend empfunden.

Nach Lazarus und Launier wird Stress als eine bestimmte Interaktion zwischen Umwelt und Individuum verstanden, indem die Person Situationen mit der Berücksichtigung vorhandener Ressourcen bewertet. Dabei erfolgt eine primäre und sekundäre Bewertung. Während bei der primären Bewertung das Ereignis wahrgenommen wird, werden bei einer sekundären Bewertung individuelle Bewältigungsfähigkeiten und –möglichkeiten (Ressourcen) abgeschätzt, die die Wahrnehmung der primären Bewertung kompensieren können. Je nach Bewältigungsstrategien und vorhandenen Ressourcen werden die Ereignisse entweder positiv, günstig, irrelevant oder stressend wahrgenommen. Diese primäre und sekundäre Selbst- und Situationseinschätzung erfolgt bereits vor dem Arbeitsbeginn bei manchen befragten einheimischen Mitarbeiter/-innen. Je nach Bewertungsresultat passen sie sich der Situation an, indem sie verschiedene Bewältigungsstrategien nutzen.

Lazarus und Folkman verstehen unter Coping (Bewältigung) ständig wechselnde kognitive und verhaltensbezogene Anstrengungen eines Individuums, externe und/ oder interne Anforderungen zu bewältigen. Dabei wird zwischen vier Arten der Bewältigung unterschieden: Informationssuche, direkte Handlung, Handlungshemmung und intrapsychisches Coping. Diese beziehen sich auf zwei Hauptfunktionen: problemfokussierte und emotionsfokussierte. Mit Hilfe der problemorientierten Bewältigungsbemühungen wird versucht, die Folgen einer stressvollen Situation zu erkennen, zu minimieren oder neu zu bewerten. Die Emotionsfokussierung hilft, die mit der Stresssituation verbundenen Emotionen zu regulieren, ohne dabei die belastende Situation selbst zu verändern. Diese beiden Bewältigungsfunktionen sind unverzichtbare Bestandteile der Bewältigungsanstrengungen insgesamt, und idealerweise fördern sie sich gegenseitig. Es gibt keine Bewältigungsstrategie, die effektiv oder ineffektiv wäre.

Die Wahl der Bewältigungsform hängt von der Person ab, von ihrer subjektiven Einschätzung der Stresssituation und von vorhandenen Ressourcen.

In der vorliegenden Untersuchung konnten verschiedenen Bewältigungsarten ermittelt werden. Diese werden seitens der Pflegenden entweder vor, in oder nach der Stresssituation benutzt.

Wenn nach der Ersteinschätzung des Ereignisses die verfügbaren Kapazitäten der Beschäftigten für die Bewältigung negativer Folgen nicht ausreichen, können diese Kapazitäten durch 'Einlegen von Ruhepausen' oder 'Tätigkeitreduktion' behütet werden. Dadurch werden nicht nur Ressourcen gespart, sondern auch mögliche Belastungen vermieden.

Unmittelbar in der Stresssituation entscheiden sich die Befragten am häufigsten dafür, die belastende 'Situation zu verlassen'. Diese direkte Handlung hat eine problemorientierte Funktion, indem versucht wird, die direkte Einwirkung des Ereignisses abzubrechen. Dabei scheint diese Bewältigungsart für die einheimischen Pflegenden eher erste Wahl zu sein als für die Pflegekräfte mit Migrationshintergrund. Stattdessen entscheiden sich ausländische Beschäftigte für eine andere Form direkter Handlung, indem sie ihre 'Kolleg/-innen in die Situation einbeziehen'. Diese Suche nach gemeinschaftlicher Unterstützung bei der Problembehebung ist eher für die Menschen aus kollektivistischen Kulturen (wie Polen, UdSSR oder Tunesien) typisch. Hier handeln die einzelnen Personen nach der Wir-Gruppe, und die Solidarität nimmt dabei an Bedeutung zu (vgl. Hofstede, 2006, S.80, 102). Auf problemorientierte Weise wird dadurch die Stressauswirkung auf einzelne Personen geringer. Auf emotionsorientierte Art kann der momentane Emotionszustand der Betroffenen verbessert werden. Auch 'Prioritätensetzung' kann bei den meisten Pflegenden mit Migrationshintergrund ebenfalls als eine erfolgreiche Bewältigungsstrategie angesehen werden. Diese Verhaltensweise hilft den Betroffenen, von der Anzahl der Aufgaben nicht gleich überfordert zu werden, und gibt ein Gefühl der Kontrolle über die Situation. Als intrapsychisches Coping mit emotionsorientierter Funktion nutzen überwiegend die einheimischen Pflegenden solche Strategien wie 'Ausrasten' oder 'ruhiger werden'. Durch ein solches Verhalten können die Emotionen der Betroffenen reguliert und das Wohlbefinden verbessert werden. Gleichermaßen greifen die Mitarbeiter/-innen mit und ohne Migrationshintergrund zu solchen Strategien wie 'Abgabe der Verantwortung' an die höheren Instanzen, wenn die Situationsanforderungen ihre Kapazitäten (Qualifikationen, Kenntnisse) übersteigen.

Um die erlebten Stresssituationen im Alltag zu verarbeiten, greifen die meisten Pflegekräfte, unabhängig von ihrer kulturellen Zugehörigkeit, zu einer weiteren Form vom intrapsychischen Coping, indem sie nach dem 'Gespräch' suchen. Dabei sind die Ratschläge von dem

Gesprächspartner nicht so wichtig wie das einfache Zuhören und Bestätigen (auch in Grande, 2009). Auch durch 'Weinen' oder 'Entspannung in der Freizeit' kann sich der Wohlzustand einiger Mitarbeiterinnen mit Migrationshintergrund verbessern. Für eine Pflegekraft muslimischer Herkunft stellt das 'Beten zu Gott' eine besondere Hilfe bei der Stressverarbeitung dar. Einer einheimischen Pflegekraft gelingt es, mit dem bei der Arbeit erlebten Stress nach dem Feierabend durch die Ablenkung 'sofort abzuschließen'.

Die oben genannten Bewältigungsformen können erst dann entstehen, wenn die Personen über genügend Ressourcen verfügen. Grundsätzlich wird zwischen personalen (internen) und sozialen (externen) Ressourcen unterschieden. Über diese Differenzierung hinaus ergeben sich auch psychische, physische, ökologische, materielle, institutionelle und kulturelle Ressourcen. Zu den personalen Faktoren zählen vor allem das Alter, Geschlecht, genetische Disposition, ethnische Herkunft, Bildungsgrad und Lebensgewohnheiten. Die situativen Ressourcen umfassen unter anderem: soziale Unterstützung, wirtschaftliche Lage, Wohnverhältnisse sowie soziale Integration, Arbeitsbedingungen und Anforderungen. Personale und soziale Gesundheitsressourcen stehen in einer gegenseitigen Abhängigkeit und können als subjektive und sozio-kulturelle Einflussgrößen für die Gesundheit verstanden werden.

Bei der Stressbewältigung nutzen befragte Pflegekräfte diverse personale und soziale Ressourcen. Zu den internen Ressourcen der Befragten gehören Alter, persönliche Eigenschaften wie erlernte positive Einstellungen und Fähigkeiten, Arbeit und Privatleben voneinander trennen zu können. Bei den externen Ressourcen unterscheiden die Mitarbeiter/-innen zwischen institutionellen Ressourcen, Ressourcen im Umgang mit Bewohner/-innen und dem Sozialkapital. Als institutionelle Ressource tritt in erster Linie das Schichtsystem auf. So kann der Schichtdienst sowohl eine starke Belastung, als auch eine bedeutende Ressource für die Pflegenden darstellen. Ein großer Handlungsspielraum der Mitarbeiter/-innen stellt eine weitere wichtige institutionelle Ressource dar. Durch die Möglichkeit des selbständigen Entscheidungstreffens können die Beschäftigten negative Arbeits- oder Umweltbedingungen ausschließen oder verändern (auch in Frese, Semmer, 1991). Durch die direkte Arbeit mit Bewohner/-innen und die damit verbundene Hoffnung, pflegebedürftigen Menschen helfen zu können, entstehen weitere wichtige situative Ressourcen. Dabei stellt die Dankbarkeit von Bewohner/-innen eine zentrale Motivationsressource für die Pflegenden dar (auch in Schmidt, 2010). Zum Sozialkapital der Pflegekräfte zählen solche Personengruppen wie Familie, Beziehungspartner, Freunde, Kollegen, Arbeitgeber und professionelle Beratung. Schließlich treten Hobbys und religiöse Aktivitäten als wichtige Gesundheitsressourcen auf.

Um Maßnahmen zum Erhalt der Gesundheit ergreifen zu können, reicht allein das Vorhanden von Gesundheitsmotiven nicht, vielmehr müssen komplexe Vorstellungen von Gesundheit und Krankheit herangezogen werden. Unter dem umfassenden Begriff der Gesundheitsvorstellungen werden in der Forschung einerseits subjektive Konzepte von Gesundheit und Krankheit verstanden, andererseits spezifische Kognitionen, wie gesundheitsbezogene Risikowahrnehmung und Kontrollüberzeugungen.

Gesundheit und Krankheit werden von Menschen zwar als verschiedene Zustände wahrgenommen, diese sind aber keine klar aufgezeigten Einheiten, sondern umfassende, mehrschichtige Konzepte, die sich nicht ausschließen. Diese Auffassung spiegelt sich wieder in den Aussagen von befragten Pflegekräften, indem sie Gesundheit als ' wechselhaften Zustand' verstehen.

In der Literatur werden subjektive Vorstellungen von Gesundheit auf drei zentrale Dimensionen geordnet: Gesundheit als Vakuum, Gesundheit als Potential und Gesundheit als Gleichgewicht. Sie werden durch die moralische Dimension von Gesundheit erweitert, indem Erkrankung mit Versagen und Gesundheit mit Willenskraft und Selbstdisziplin gleichgesetzt wird. Letztendlich werden subjektive Gesundheitskonzepte mit dem Verhältnis des Individuums zu seinem Körper verbunden, indem Gesundheit als Mittel zum Zweck oder als Selbstverwirklichungswert verstanden wird. Hinsichtlich der subjektiven Vorstellungen von Gesundheit werden drei verschiedene Typen der sozialen Repräsentationen von Krankheit unterschieden: Krankheit als Destruktion, Krankheit als Befreiung und Krankheit als Aufgabe.

Die Gesundheits- und Krankheitsvorstellungen eines Menschen unterliegen einer Reihe von Einflussfaktoren, wie Alter, Geschlecht, Lebensphase, Bildungsgrad, soziale und kulturelle Herkunft. So sind die Vorstellungen über Gesundheit und Krankheit in verschiedenen Kulturen unterschiedlich. Eine Art Rezeptwissen über die Gesundheitsvorstellungen von Menschen mit Migrationshintergrund ist jedoch nicht einlösbar. Denn diese Wahrnehmungen werden durch strukturelle und politische Aspekten im Her- bzw. Ankunftsland beeinflusst, sowie durch die mit Migration gemachten Erfahrungen.

Bei den Mitarbeiter/-innen in der Pflege ist das Wissen über die Gesundheit und Krankheit meistens durch die Altenpflegeausbildung geprägt. In ihrem privaten Umgang mit Gesundheit lassen sie sich jedoch selten von professionellen Konzepten leiten. Viel mehr stützen sich die Pflegekräfte auf die privaten Erfahrungen mit dem eigenen Älterwerden, eigenen Erkrankungen bzw. beruflichen Erfahrungen durch Patientenschicksale.

Dementsprechend lassen sich die Gesundheits- und Krankheitskonzepte der befragten Pflegenden zu den oben genannten Dimensionen zuordnen. Fast alle befragten Pflegekräfte verstehen unter Gesundheit eine 'Abwesenheit von Krankheit'. Diese Auffassung stellt Gesundheit als Vakuum dar und kann dadurch erklärt werden, dass pflegerisches Handeln aufgrund der Ausbildung und der Perspektive eher auf Krankheiten als auf Gesundheit fokussiert ist. Somit reflektiert die Gesundheit das, was im Falle der Krankheit fehlt (auch in Luhmann, 1993, Flick et al., 2004). Eine weitere häufige Beschreibung von Gesundheit ähnelt der WHO-Definition, indem die 'Gesundheit als seelisches Wohlbefinden' dargestellt wird. Darüber hinaus wird Gesundheit oft 'als Gebrauchswert' oder als 'Zweck zum Ziel' beschrieben. Dabei geht es um Körperfunktionalität für das Erledigen der alltäglichen Aufgaben. Daher wird auch die 'Krankheit als eine Einschränkung' der Körperfunktionalität oder als 'Verlust von Arbeitsfähigkeit' verstanden. Zudem wird sie oft als 'soziale Abgrenzung', 'Gefahrdarstellung für die Anderen', 'Verlust vom Selbstvertrauen' oder 'etwas Zugefügtes' beschrieben. Diese Auffassung stellt 'Krankheit als Destruktion' dar (auch in Opitz, 2010; Harter-Meyer, Weidenbach, 2001).

Entsprechend der beschriebenen subjektiven Gesundheits- und Krankheitskonzepte gehen die befragten Pflegekräfte auf unterschiedliche Weise mit ihrer Erkrankung/-en um. Überwiegend wird ein 'präventiver Umgang' genutzt, indem die Risikofaktoren verringert oder vermieden werden. 'Ärztliche Hilfe' wird selten und erst im schlimmsten Fall in Anspruch genommen. Vielmehr greifen die Pflegenden bei leichten Beschwerden zur 'Selbstbehandlung'. Ähnlich wie bei der Stressbewältigung gehen die Mitarbeiter/-innen mit ihren psychischen Beschwerden um. So suchen sie Unterstützung in der 'Familie' und ' im Gespräch mit Freunden oder Kolleg/-innen' oder sie 'Weinen' und 'grenzen sich von den anderen ab'. Diese Umgangsweisen sind gleichermaßen bei einheimischen Pflegenden, und ihren ausländischen Kolleg/-innen zu beobachten.

Abschließend lässt sich feststellen, dass der Altenpflegeberuf vielfältigen Arbeitsbelastungen ausgesetzt ist, die sich unmittelbar auf die Gesundheit der Pflegenden auswirken und zur Beanspruchung führen können. Jedoch hängt die Beanspruchung nicht nur von der Belastungsstärke ab, sondern auch von den individuellen Bewältigungsmöglichkeiten und Ressourcen. Diese sollen geschützt und gestärkt werden.

Demnach machten die befragten Pflegekräfte Vorschläge über notwendige Veränderungen. Vor allem sollen auf politischer Ebene Entscheidungen in Bezug auf die 'Erhöhung der Personaleinstellung', sowie 'Gehaltserhöhung' und 'Anstieg allgemeiner Investitionen in der Altenpflege' getroffen werden. Darüber hinaus soll die Altenpflege in der Politik durch Gewerkschaften besser etabliert werden.

Auch die Pflegeeinrichtungen sollen für eine 'bessere Personalausstattung' sorgen. Damit die Mitarbeiter/-innen ihre Freizeit besser planen können, benötigen die 'Dienstpläne' gewisse Verbesserungsmaßnahmen. Schließlich soll die Gesundheit der Beschäftigten besser gefördert werden, indem zum Beispiel 'professionelle psychische Betreuung' am Arbeitsplatz angeboten wird.

Auf Mitarbeiterebene sollen Einstellungen und Verhaltensweisen einzelner Pflegenden ebenso verändert werden. So sollen sie selber nach 'Professionalisierung' streben, sich 'für die Arbeit motivieren' und kontinuierlich weiterbilden. Auch 'Vorbeugungsmaßnahmen' gegen Erkrankungen liegen in der Verantwortung einzelner Mitarbeiter/-innen.

2 Schlussfolgerung und Ausblick

Ausgehend von der Frage, wie Altenpflegekräfte mit und ohne Migrationshintergrund ihre Arbeitsbelastungen und Erkrankungen bewältigen, bestand das Ziel der Untersuchung vorwiegend darin, Informationen zur individuellen Wahrnehmung von Pflegekräften unterschiedlicher Nationalität in Bezug auf ihre Arbeitsbelastungen, gesundheitlichen Beeinträchtigungen und Bewältigungsstrategien zu eruieren.

Als zentrale Belastungen des Altenpflegepersonals erwiesen sich, übereinstimmend mit zahlreichen Untersuchungen, ein hoher Zeit- und Leistungsdruck, zu wenig Zeit für die psychosoziale Betreuung der Bewohner/-innen, Belastungen durch Dokumentationsarbeit und Schichtsystem, sowie hohe Verantwortung und kolossale körperliche Belastungen. Die Vermutung, dass die Pflegenden mit und ohne Migrationshintergrund unterschiedlichen Belastungen ausgesetzt sind, hat sich im Rahmen der vorliegenden Untersuchung nur unter Vorbehalt bestätigt. Zwar wird ausschließlich von den ausländischen Pflegekräften über ihre Belastungen durch die Teamarbeit berichtet. Jedoch können auch die einheimischen Pflegenden davon betroffen werden. Diskriminierung und Ignoranz gegenüber nicht deutschen Mitarbeiter/-innen in Pflegeteams sind mittlerweile in zahlreichen Untersuchungen belegt. Solche Vorfälle sind jedoch nicht in jedem Pflegeteam vorhanden, und können im Rahmen vorliegender Studie aufgrund einer kleinen Anzahl von befragten Personen nicht vollständig ermittelt und diskutiert werden.

Die Arbeitsbelastungen wirken sich negativ auf die Gesundheit der Mitarbeiter/-innen aus. Überwiegend leiden die Mitarbeiter/-innen unter Infektionskrankheiten, vorübergehenden Schmerzen, sowie Muskel- und Skeletterkrankungen und psychischen Beschwerden.

Eine große Diversität von Gesichtspunkten der Pflegekräfte mit und ohne Migrationshintergrund in Bezug auf Gesundheits- und Krankheitsdefinition konnte im Rahmen der vorliegenden Untersuchung nicht beobachtet werden. Eine abgeschlossene pflegerische Ausbildung, sowie eine lange Aufenthaltsdauer der befragten Migrant/-innen in Deutschland, nivellieren die kulturellen Unterschiede bei subjektiver Wahrnehmung von Gesundheit und Krankheit. Das bestätigt erneut die Annahme, dass Kultur keine statische oder homogene, sondern erfahrungsorientierte Struktur ist. Strukturelle und politische Aspekte des Lebens in Deutschland beeinflussen die Vorstellungen und Handlungsweisen der Einwanderten und führen zu neuen Konstellationen. Geprägt durch die pflegerische Ausbildung wird die Gesundheit von den Pflegekräften am meisten als Vakuum und die Krankheit als Destruktion verstanden.

Mit eigenen Erkrankungen gehen die Pflegekräfte überwiegend präventiv um. Leichte Beschwerden versuchen sie mit Selbstbehandlung auszukurieren, sodass ärztliche Hilfe selten und erst im schlimmsten Fall in Anspruch genommen wird. Beim Umgang mit psychischen Beschwerden ähneln sich die Bewältigungsstrategien den Strategien bei der Stressbewältigung.

Die Anforderungen und Belastungen bei der Arbeit versuchen die Pflegenden in erster Linie durch eine direkte Handlung zu bewältigen. Dabei greifen die Pflegekräfte mit und ohne Migrationshintergrund zu unterschiedlichen Arten der direkten Handlung. Hier kommen die Unterschiede zwischen individualistischen und kollektivistischen Kulturen zur Ausprägung. Die deutsche Gesellschaft ist stark individualistisch ausgerichtet, sie strebt nach möglichst eigenständigen Entscheidungen. Wenn dieses Entscheidungstreffen der einheimischen Pflegenden durch Stresssituation gestört wird, wird diese Situation häufig verlassen. Kollektivistische Normensysteme verlangen dagegen Kameradschaft, Gemeinschaftsgefühl und Solidarität. Daher handeln die Beschäftigte mit Migrationshintergrund stärker im sozialen Miteinander, indem sie ihre Kolleg/-innen in die Situation mit einbeziehen.

Die alltäglichen Arbeitsbelastungen werden auch nach Feierabend verarbeitet. Hier wählen die Pflegenden mit und ohne Migrationshintergrund solche Arten der intrapsychischen Coping wie Gespräche mit Freunden oder Kolleginnen, Weinen oder Anwendung von Entspannungstechniken. Auch die Religionsausübung kann eine besondere Hilfe bei der Stressverarbeitung darstellen.

Eine erfolgreiche Bewältigung wäre ohne internen und externe Ressourcen nicht möglich. Zu den personalen Ressourcen der Befragten gehören Alter, persönliche Eigenschaften, wie erlernte positive Einstellungen und Fähigkeiten, Arbeit und Privatleben voneinander trennen zu können. Die externen Kapazitäten der Pflegenden umfassen institutionelle Ressourcen, Ressourcen im Umgang mit Bewohner/-innen und Sozialkapital.

Obwohl die Ergebnisse der vorliegenden Untersuchung Resultate vorheriger Studien wiedergeben, können sie auf die Grundgesamtheit der Mitarbeiter/-innen in der Altenpflege nicht übertragen werden. Eine geringe Anzahl der befragten Personen, eine große kulturelle Diversität innerhalb der Gruppe ausländischer Pflegekräfte, sowie kleine Altersunterschiede innerhalb beider Gruppen verhindern die Repräsentativität von Ergebnissen.

Abschließend lässt sich feststellen, dass Handlungs- oder Sichtweisen von Menschen sich nicht nur in Bezug auf die Zugehörigkeit dieser Menschen zu der einen oder anderen Kultur unterscheiden, sondern sie sind auch bei Menschen gleicher Nationalität unterschiedlich. Das heißt, sie sind genauso individuell und vielfältig wie die Menschen in unserer Gesellschaft. Somit ist die Wahl der Bewältigungsstrategien individuell und vor allem von den persönlichen sowie situativen Ressourcen abhängig. Selbst die Wahrnehmung vom Stress, Gesundheit und Krankheit ist von zahlreichen Faktoren beeinflusst und kann sich im Laufe des Lebens verändern. Eine Art Muster von gesundheitsbezogenen Handlungen der Menschen mit oder ohne Migrationshintergrund kann somit nicht existieren.

Jedoch lässt sich vermuten, dass Menschen aus kollektivistischen Kulturen sich bei der Wahl von Bewältigungsstrategien von anderen Werten und Normen leiten lassen als Menschen aus individualistischen Gesellschaften. Diese Annahme benötigt weitere Untersuchungen.

3   Empfehlungen für die Praxis

Aus oben beschriebenen Erkenntnissen ergeben sich Empfehlungen für die Praxis, die einerseits zur Belastungsreduktion der Altenpfleger/-innen beitragen sollen, und andererseits die Gesundheitsressourcen für die Stressbewältigung am Arbeitsplatz schützen und stärken sollen.

Auf politischer Ebene sollen die Maßnahmen getroffen werden, die zu einer besseren **Personalausstattung** in den Pflegeeinrichtungen beitragen. Diese Maßnahmen umfassen vor allem die **Gehaltserhöhung** der Mitarbeiter/-innen sowie den Anstieg **allgemeiner Investitionen** in der Altenpflege. Darüber hinaus soll Altenpflege in der Politik durch Gewerkschaften besser etabliert werden.

Personalengpässe und vermehrte Arbeitsbelastungen können vermieden werden, wenn die Fehlzeiten wegen Urlaub oder Krankheit bereits bei Erstellung der Stellenpläne berücksichtigt werden. Sicher führt dieses Vorgehen zur Erhöhung der Pflegeheimkosten. Sie sollen jedoch nicht auf dem Rücken der Altenpfleger/-innen ausgetragen werden. Die Finanzierung der Altenpflege soll sich demnach von dem patientenorientierten Zeitbudget mit daraufhin ausgerichteten differenzierten Pflegesätzen lösen.

Weiterhin sollen die Mitarbeiter/-innen in ihrer Freizeitgestaltung durch eine langfristige, feste **Dienstplangestaltung** unterstützt werden. Dadurch können die Beschäftigten ihre Aktivitäten in der Freizeit besser planen und Hobbys nachgehen.

Die Pflegeleistungen auf einem qualitativ hochwertigen Niveau können langfristig nur von einem gut ausgebildeten und motivierten Personal erbracht werden. Dafür müssen in erster Linie die **Aufnahmevoraussetzungen** für die altenpflegerische Ausbildung verschärft werden. Dann soll eine kontinuierliche **Weiterqualifizierung** auf allen Ebenen erfolgen. Aber auch **Fort- und Weiterbildungen** mit dem Schwerpunkt Gesundheitsförderung sind für Altenpfleger/-innen von großer Bedeutung, um Überforderungen vorzubeugen und den Kenntnisstand anzupassen (vgl. Zellhuber, 2003, S.243-247). Zur besseren Stressverarbeitung und Reduktion von psychischen Belastungen können **professionelle psychologische Beratungen** oder Supervisionsgruppen nützlich sein. Den Pflegenden muss angeboten werden, ihre Arbeitsprozesse und Beziehungen am Arbeitsplatz im Gespräch mit Professionellen zu reflektieren.

Die beschriebenen Empfehlungen stellen eine Auswahl wichtiger veränderungsnotwendiger Aspekte dar und erheben nicht den Anspruch auf Vollständigkeit. Sie sollen lediglich zur Ansichtsänderung anregen und Umstrukturierungen in Gang setzen.

Literaturverzeichnis

Aitcheson, O. (2005): Zuwanderung von Pflegekräften aus dem Ausland. In: Miteinander wachsen –Belastende Situationen im Team meistern. Das Magazin des Verbandes Deutscher Alten- und Behindertenhilfe e.V. Durchblick VDAB. 1/2005.

Ahlberg-Hulten GK. / Thoerell T. / Sigala F. (1995): Social support, job strain and musculoskeletal pain among female health care personnel. Scandinavian Journal of Work, Environment and Health 21. S. 435–439.

Antonovsky, A. (1987): Unraveling the mystery of health: How people manage stress and stay well. San Franicisco: Jossey-Bass. In: Antonovsky, A. (1997): Salutogenese: zur Entmystifizierung der Gesundheit. Tübingen: dgvt-Verlag.

Antonovsky, A. (1979): Health, Stress und Coping. San Francisco: Jossey-Bass.

Badura, B. / Hehlmann, T. (2003): Betriebliche Gesundheitspolitik. Berlin: Springer.

Badura, B. / Kaufhold, G. / Lehmann, H. / Pfaff, H. / Schott, T. / Waltz, M. (1987): Leben mit dem Herzinfarkt. Eine sozialepidemiologische Studie. Berlin u. a.: Springer.

Bauernfeind, S. / Flerlage, J. / Genreith, E. / Guski, E. / Hviid, H. / Neumann, S. / Piltz, E. / Scholz, E. (2004): Berufsvorbereitende Maßnahme Ausbildung in Altenpflegehilfe für MigrantInnen. Das Bremer EQUAL – SEPIA – Teilprojekt. Schule für Altenpflege der Bremer Heimstiftung.

Bäcker, G. / Bispinck, R. / Hofemann, K. / Naegele, G. (2000): Sozialpolitik und soziale Lage in Deutschland, Band 1: Ökonomische Grundlagen, Einkommen, Arbeit und Arbeitsmarkt, Arbeit und Gesundheitsschutz, 3. Auflage, Wiesbaden.

Berger, J./ Nolting, H.-D. / Genz, H.O./ Küfner, S. / Nienhaus, A. (2003): BGW-DAK Gesundheitsreport 2003. Altenpflege. Arbeitsbedingungen und Gesundheit von Pflegekräften in der stationären Altenpflege. Hamburg: BGW/DAK.

Bourdieu, P. (1983): Ökonomisches Kapital, kulturelles Kapital, soziales Kapital, in: Kreckel, Reinhard (Hg.): Soziale Ungleichheiten, Göttingen, Soziale Welt Sonderband 2, S. 183-198.

Brandenburg, S. (2006): Aufbruch Pflege. Moderne Prävention für Altenpflegekräfte. BGW-Pflegereport 2006. Hamburg: BGW

Buchmann, M. / Karrer, D. / Meier, R. (1985): Gesundheit und Krankheit: Sichtweisen, Werthaltungen und Praxisformen im Alltag. In: Sozial- und Präventivmedizin 30 (1985), S. 125-128.

Domenig, D. (2007): Transkulturelle Kompetenz. Hans Huber Verlag. Bern.

Erim, Y. / Atay, H. / Sander, D. / Senf, W. (2009): Psychische Gesundheit von Migranten: eine Einführung mit typischen Kasuistiken aus einer muttersprachlichen Spezialambulanz für türkischstämmige Migranten. In: Muthny, F. A. / Halil, A. (Hrsg.) (2009): Interkulturelle Medizin : Laientheorien, Psychosomatik und Migrationsfolgen. Köln. Dt. Ärzte-Verl. S. 57-71.

Faltermaier, T. (2002): Gesundheitsvorstellungen und Laienkompetenz: Die Bedeutung des Subjekts für die Gesundheitspraxis. Psychomed, 14 (3), S. 149-154.

Faltermaier, T. / Kühnlein, I. / Burda-Viering, M. (1998b): Gesundheit im Alltag: Laienkompetenz in Gesundheitshandeln und Gesundheitsförderung. München, Weinheim.

FfG – Forschungsgesellschaft für Gerontologie (2004): Personalstrukturen, Arbeitsbedingungen und Arbeitszufriedenheit in der stationären Altenpflege - Abschlussbericht. MfGFSS NRW.

Flick, U. (1998): Subjektive Vorstellungen von Gesundheit und Krankheit. Überblick und Einleitung. In: Flick, U. (Hrsg.): Wann fühlen wir uns gesund? Subjektive Vorstellungen von Gesundheit und Krankheit. Juventa Verlag Weinheim und München. S. 7-33.

Flick, U. / von Kardorff, E. / Steinke, I. (2000): Qualitative Forschung. Ein Handbuch. Reinbek: Rowohlt-Taschenbuch-Verlag.

Flick, U. / Walter, U. / Fischer, C. / Neuber, A. / Schwartz, F.W. (2004): Gesundheit als Leitidee? Subjektive Gesundheitsvorstellungen von Ärzten und Pflegekräften. Bern: Verlag Hans Huber.

Flick, U. (2011): Das Episodische Interview. In: Oelerich, G. / Otto H.-U. (2011) (Hrsg.): Empirische Forschung und Soziale Arbeit. Verlag für Sozialwissenschaften. Springer Fachmedien Wiesbaden.

Frese, M. / Semmer, N. (1991): Stressfolgen in Abhängigkeit von Moderatorvariablen: Der Einfluss von Kontrolle und sozialer Unterstützung. In: Greif, S. Bamberg, E. & Semmer, N. (Hrsg.), Psychischer Stress am Arbeitsplatz, Göttingen. S. 135-153.

Fröschl, M. (2000): Gesund-Sein. Integrative Gesund-Seins-Förderung als Ansatz für Pflege, Soziale Arbeit und Medizin. Stuttgart: Lucius u. Lucius.

George, A.L. (1959): Quantitative and qualitative approaches to content analysis. In: Pool, I.D.S (Hrsg.): Trends in content analysis. Urbana: University Press, S.7-32.

Giercke, K.I. (1994): „…und jetzt seid ihr dran!" Zur Problematik von Schnittstellen in der Aufbau- und Ablauforganisation. In: Kuratorium Deutsche Altershilfe (Hrsg.): Ist die Pflege überfrachtet? Problemkreis: Pflegefremde Tätigkeiten. „Thema" 93, Köln, S. 50-70.

Grande, G. (2009): Gesundheit und Krankheit im Lebenslauf. In: Schaeffer, D. (2009) (Hrsg.): Bewältigung chronischer Krankheit im Lebenslauf. Huber, Bern; Auflage:1. S. 321-339.

Habermann, M. (2001): Pflegebedürftig in der Fremde? Zur Theorie und Praxis der interkulturellen Pflege. In: David, Matthias (Hrsg.): Migration und Gesundheit: Zustandsbeschreibung und Zukunftsmodelle. Frankfurt am Main, S. 153-165.

Haddy, B. / Richard I. / Clover, R. D. (2001): The biological processes in psychological stress. In Families, Systems, & Health, Vol 19(3), 2001, S. 291-302.

Hansel, M./ Neuland, H. (2005): Erfahrungen aus der Praxis der Teamentwicklung multikultureller Teams: Schlussfolgerungen für die Ausbildung von Pflegefachkräften in multikulturellen Zusammenhängen der Altenhilfe. In: AWO Bundesverband e.V. (Hrsg.): Interkulturelle Aspekte in der Altenpflegeausbildung Arbeitshilfe für die Unterrichtspraxis. Schriftenreihe Theorie und Praxis 2005. Artikel-Nr.04017, Berlin, S. 41-47.

Harter-Meyer, R. / Weidenbach, M. (2001): Bildung und Krankheit. Herausforderungen für Lehrkräfte. Hamburg: Lit Verlag.

Helfferich, C. (2005): Interviewplanung und Intervieworganisation. In: Dies.: Die Qualität quantitativer Daten. Manual für die Durchführung qualitativer Interviews. Wiesbaden, S. 147-173.

Herzlich, C. (1973): Health and illness; a social psychological analysis. London: Academic Press.

Herrmann, M. (2000): Kulturspezifische Krankheitskonzepte. In: Beauftragte der Bundesregierung für Ausländerfragen (Hrsg.): Handbuch zum interkulturellen Arbeiten im Gesundheitsamt. Berlin, Bonn. S. 27-30.

Hien, W. (2009): Pflegen bis 67? Die gesundheitliche Situation älterer Pflegekräfte. Frankfurt am Main: Mabuse-Verlag.

Hirsch, K. / Voigt, K. / Gerlach, K. / Kugler, J. / Bergmann, A. (2010): Tabak-, Alkohol- und Drogenkonsum sowie Impfverhalten von Gesundheits- und KrankenpflegeschülerInnen in Sachsen-Anhalt. In: Heilberufe SCIENCE 2010; 1 (4). S. 127–132.

Hofstede, G. (2006): Lokales Denken, globales Handeln: interkulturelle Zusammenarbeit und globales Management, 3. Auflage, München.

Hornung, R. / Lächler, J. (2006): Psychologisches und soziologisches Grundwissen für Gesundheits- und Krankenpflegeberufe. 9. Auflage. Weinheim und Basel: Belz Verlag.

Höppner, H. (2004): Gesundheitsförderung von Krankenschwestern: Ansätze für eine frauengerechte betriebliche Praxis im Krankenhaus. Frankfurt am Main: Verlag Mabuse.

Hurrelmann, K. (2000): Gesundheitssoziologie: eine Einführung in sozialwissenschaftliche Theorien von Krankheitsprävention und Gesundheitsförderung. Weinheim/ München: Verlag Juventa.

Hussy, W. / Schreier, M. / Echterhoff, G. (2010): Forschungsmethoden in Psychologie und Sozialwissenschaften. Berlin-Heidelberg: Springer.

Jeserich, F (2011): Religion, Spiritualität und Gesundheitswissenschaft: Eine formale und inhaltliche Analyse. Zeitschrift für Nachwuchswissenschaftler – German Journal for Young Researchers 2011/3(1). S.121-152.

Junk, A. (2007): Organisation der Pflegearbeit - Arbeitsbedingungen, Belastungsfaktoren und Reformbedarf in der stationären Altenpflege. Dissertation. Erfurt.

Kielhorn, R. (1994): Psychosomatische Medizin in einer Großstadtpraxis mit hohem Ausländeranteil. In: Uexküll, Thure von (Hrsg.): Integrierte Psychosomatische Medizin in Praxis und Klinik. Stuttgart, New York: Schattauer, S. 103-122.

Kirsch, W. (1970): Entscheidungsprozesse. Band I: Verhaltenswissenschaftliche Ansätze der Entscheidungstheorie. Wiesbaden.

Kohte-Meyer, I. (2000): "Ich bin fremd, so wie ich bin". Migrationserleben, Ich-Identität und Neurose. In: Streeck U (Hrsg) Das Fremde in der Psychoanalyse. Erkundungen über das „Andere" in Seele, Körper und Kultur. 2. Auflage. Gießen: Psychosozial- Verlag. S. 119-132.

Krohne, H.W. (1997): Streß und Streßbewältigung. In: R. Schwarzer (Hrsg.). Gesundheitspsychologie. Ein Lehrbuch. 2. überarbeitete und erweiterte Auflage. Göttingen, S. 267-284.

Lamnek, S. (2005): Qualitative Sozialforschung. 4. Auflage, Weinheim, Basel: Beltz Verlag.

Lazarus, R. S. / Launier, R. (1978): Stress related transactions between person and environment. In: L. A. Pervin & M. Lewis (Eds.): Perspectives in interactional psychology. New York: Plenum. S. 287-327.

Lazarus, R.- S. / Launier, R. (1981): Streßbezogene Transaktionen zwischen Person und Umwelt. In: Nitsch, J.R. (Hrsg.), Streß, Bern: Huber Verlag. S. 213-259.

Lazarus, R.S. / Folkman, S. (1984): Coping and adaptation. In: W.D. Gentry (Ed.), The handbook of behavioral medicine. New York: Guilford.

Lazarus R.S. (2005): Stress, Bewältigung und Emotionen: Entwicklung eines Modells. In: Rice, V.H. (Hrsg.) :Stress und Coping : Lehrbuch für Pflegepraxis und -wissenschaft. Dt.-sprach. Ausgabe bearbeitet von Rudolf Müller. 1 Auflage. Bern: Huber Verlag. S.231-264.

Loffing, C. (2007): Von der multikulturellen Gesellschaft zur interkulturellen Zusammenarbeit: professionelle Integration ausländischer Pflegekräfte durch ein Konzept zur präventiven Vermeidung psychologischer Schwierigkeiten im Rahmen der Immigration. Dissertation/Habilitation. Tönning: Der Andere Verlag.

Luhmann, N. (1993): Der medizinische Code. In: Luhmann, N: Soziologische Aufklärung 5. Opladen: Westdeutscher Verlag, S. 183-195.

Lux, T. (2001): Zur Entstehung des medizinanthropologischen Krankheitsbegriffs. In: Curare 24, 1+2, S. 19-31.

Macpherson R. / Eastley R. / Richards H. /Haq Mian I. (1994): Psychological distressbamong workers caring for the elderly. International Journal of Geriatric Psychiatry 9. S. 381–386.

Mayring, P. (2010): Qualitative Inhaltsanalyse. Grundlagen und Techniken. 11., aktualisierte und überarbeitete Auflage. Weinheim und Basel: Beltz Verlag.

Moscovici, S. (1984): The phenomenon of social representations. In: Farr, R.- M. / Moscovici, S. (Hrsg.): Social Representations, Camridge: University Press, S. 3-69.

Oldenburger, J. (2010): Pflegekräfte mit Migrationshintergrund im interkulturellen Team als Ressource für eine erfolgreiche kultursensible Altenpflege. Auflage: 1. Hamburg: Diplomica Verlag.

Oldenburger, J. (2012): Eine vergleichende Untersuchung zur gesundheitlichen Situation bei Pflegekräften mit und ohne Migrationshintergrund in Bremer stationären Alterseinrichtungen. Projektbericht. Unveröffentlichte Ausgabe. Bremen.

Petersen, Andrea (1995): Somatisieren die Türken oder psychologisieren wir? Gedanken zur angeblichen Neigung von Türken zum Somatisieren. In: Curare, 18. Jg., Nr. 2, S. 531-540.

Rager, G./ Oestmann, I. / Werner, P. (1999): Das Leitfadeninterview. In Rager, G./ Oestmann, I./ Werner, P. / Schreier, M. / Groeben, N. (Hrsg.): Leitfadeninterview und Inhaltsanalyse, 18 (1), S. 35-54.

Renk, K. / Creasey, G. L. (2003). The relationship of gender, gender identity, and coping strategies in late adolescents. Journal of Adolescence, 26 (2), S. 159-168.

Rustemeyer, R. (1992): Praktisch-methodische Schritte der Inhaltsanalyse. Eine Einführung am Beispiel der Analyse von Interviewtexten. Münster: Aschendorff Verlag.

Sander, B. (2005). Bestandsaufnahme der Praxis multikultureller Zusammenarbeit. In Impulse für eine interkulturelle Teamentwicklung in der Altenhilfe. Handreichungen für die Praxis. Bielefeld: Heimvolkshochschule Haus Neuland (Hg.), S. 21-29.

Schminke, P. (2009): Burn-Out-Syndrom. Erste Hilfe für die Helfer. Gesundheit und Gesellschaft 12, Nr. 9, S. 25-29.

Schmitt, S. (2007): Pflegende und Gesundheit. Gesundheitsbewusstsein und –verhalten weiblicher Pflegekräfte. Saarbrücken: Verlag Dr. Müller.

Schreier, M. / Groeben, N. (1999): Inhaltsanalyse (aus: Leitfadeninterview und Inhaltsanalyse). In: Groeben, N et al., Interdisziplinäre Methodik in der Lesesozialisationsforschung (SPIEL Sonderheft). SPIEL, 18 H.1, S. 35-54.

Schwarzer, R. / Hahn, A. / Fuchs, R. (1993): Persönliche Ressourcen und Streßbewältigung als Einflußgrößen für Gesundheit: Eine Längsschnittstudie an DDR-Übersiedlern. In: Zeitschrift für Gesundheitspsychologie, 1993, Band I, Heft 4. S. 254-270.

Selye, H. (1981), Geschichte und Grundzüge des Streßkonzeptes. In: Nitsch, J.R. (Hrsg.), Streß, Bern. Huber Verlag. S. 161-187.

Siegrist, J. (1999): Chancen und Grenzen sozialwissenschaftlicher Evaluationsforschung im Gesundheitswesen. In: Badura/B. Siegrist, J. (Hrsg.): Evaluation im Gesundheitswesen: Ansätze und Ergebnisse. Weinheim, München: Juventa Verlag.

Steinke, I. (2004): Gütekriterien qualitativer Forschung. In: Flick, U. /. von Kardorff, E. / Steinke, I. (2004) (Hrsg.): Qualitative Forschung. Ein Handbuch. Reinbek: Rowohlt Taschenbuch Verlag, S. 319–331.

Switala, B. (2005). Sprachliche Anforderungen in der Altenhilfe. Eine linguistische Perspektive. In: Heimvolkshochschule Haus Neuland (Hg.): Impulse für eine interkulturelle Teamentwicklung in der Altenhilfe. Handreichungen für die Praxis. Bielefeld, S. 43-80.

Waller, H. (1995): Gesundheitswissenschaft: eine Einführung in Grundlagen und Praxis. Verlag Kohlhammer. Stuttgart.

Welsch, W. (1998): Transkulturalität. Zwischen Globalisierung und Partikularisierung. In: Studium Generale (Hrsg.): Interkulturalität. Grundprobleme der Kulturbegegnung. Mainzer Universitätsgespräche. Mainz, S. 45-72.

Wiedemann, P. (1995): Gegenstandsnahe Theoriebildung. In: Flick, U. / v. Kardorff, E. / Keupp, H. / v. Rosenstiel, L. / Wolff, S. (Hrsg.) (1992): Handbuch qualitative Sozialforschung: Grundlagen, Konzepte, Methoden und Anwendungen. 2 Auflage. Weinheim: Belz, Psychologie Verlag Union. S. 440-446.

Wimbush, F.-B. / Nelson, M.-L. (2005): Stress und Psychosomatik. In: In: Rice, V.H. (Hrsg.) :Stress und Coping : Lehrbuch für Pflegepraxis und –wissenschaft. Dt.-sprach. Ausg. bearb. von Rudolf Müller. 1 Auflage. Bern: Huber Verlag. S.176-207.

Wirsing, K. (2007): Psychologie für die Altenpflege : lernfeldorientiertes Lehr- und Arbeitsbuch. Auflage 6., vollständig überarbeitet und erweitert. Weinheim: Beltz.

Yardley, L. (1997): Material Discourses of Health and Illness. London: Routledge.

Zimber, A.; Albrecht, A.; Weyerer, S. (2000a): Die Beanspruchungssituation in der stationären Altenpflege In: Pflege aktuell 5/2000, S. 272 – 275.

Zimber, A. (2000b): Die Situation der Pflegeberufe in Deutschland: Gutachten zur Arbeits- und Gesundheitssituation der Pflegekräfte in ambulanten Pflegediensten und Einrichtungen der stationären Altenhilfe. Heidelberg. Zit. nach: Junk, A. (2007): Organisation der Pflegearbeit - Arbeitsbedingungen, Belastungsfaktoren und Reformbedarf in der stationären Altenpflege. Dissertation zur Erlangung des akademischen Grades einer Doktorin der Philosophie. Erfurt.

Zimmermann, E. (1986): Inkompatibilität von Krankheitskonzepten und transkulturelle Missverständnisse. In: Curare, 9. Jg., S. 149-154.

Internetverzeichnis

Adamy, W. (2011): Fachkräftemangel in der Pflegebranche ist hausgemacht. Deutscher Gewerkschaftsbund. Bereich Arbeitsmarktpolitik. Reihe: Arbeitsmarkt aktuell. 01/2011 In: http://www.fachportal-paedagogik.de/fis_bildung/suche/fis_set. html?FId=936685 [Zugriff am 9.04.12]

Arbeitskreis Charta für eine kultursensible Altenpflege (2002): Für eine kultursensible Altenpflege. Eine Handreichung. Kuratorium Deutsche Altershilfe (Hrsg.) Köln. http://www.kultursensible-altenhilfe.de/download/materialien_kultursensibel/ handreichung.pdf [Zugriff 17.04.12]

BAMF - Bundesamt für Migration und Flüchtlinge (2005): Migrationsbericht des Bundesamtes für Migration und Flüchtlinge im Auftrag der Bundesregierung. Migrationsbericht 2005. In: http://www.bamf.de/SharedDocs/Anlagen/DE/Publikationen/Migrationsberichte/migrationsbericht-2005.pdf?__blob=publicationFile [Zugriff 30.08.12]

Becker, T. / Breucker, G. / Ducki, A. / Engelhardt-Schagen, M. / Glomm, D. / Kilian, R. / Krempien, A.- K. / Petersen, J. / Petereit-Haack, G. / Schoeller, A. / Stork, J. / Wagner, S. / Wolters, J. (2011): Psychische Gesundheit im Betrieb. Arbeitsmedizinische Empfehlung. Ausschuss für Arbeitsmedizin. Bundesministerium für Arbeit und Soziales (Hrsg.). In: http://www.bmas.de/SharedDocs/Downloads/DE/PDF-Publikationen/a450-psychische-gesundheit-im-berieb.pdf?__blob=publicationFile [Zugriff 17.04.12]

Behrens, K. (2007): Therapieverläufe von Migranten in der sozialpsychiatrischen Tagesklinik: Zur Notwendigkeit der Modifikation bestehender Versorgungsstrukturen durch die Integration von Patienten mit Migrationshintergrund. Dissertation. Hannover. In: http://d-nb.info/991365062/34 [Zugriff am 8.09.12]

Berger, J. / Nolting, H.-D. / Schiffhorst, G. / Genz, H.-O. / Kordt, M. (2001): Altenpflege Arbeitsbedingungen und Gesundheit von Pflegekräften in der stationären Altenpflege. BGW-DAK Gesundheitsreport 2001. Im Auftrag der BGW. In: http://www.presse.dak.de/ps.nsf/Show/95BCF484CA3EE8ABC1256B4 5003C7108/$File/BGW_Altenpflege.pdf [Zugriff am 21.04.12]

Blaxter, M. (1990): Health and Lifestyles. London: Routledge. Zit. nach: Mueller, U. / Heinzel-Gutenbrunner, M. (2001): Krankheiten und Beschwerden (subjektive Gesundheit) unter Bewertung der eigenen Gesundheit. Materialien zur Bevölkerungswissenschaft. Bundesinstitut für Bevölkerungsforschung beim Statistischen Bundesamt. Heft 102c. Wiesbaden. In: http://www.bib-demographie.de/nn_750460/SharedDo cs/Publikationen/DE/Download/Materialienbaende/102c,templateId=ra w,property=publicationFile.pdf/102c.pdf [Zugriff am 28.03.12]

BMI - Bundesministerium des Innern (Hrsg.) (2001): Zuwanderung gestalten- Integration fördern. Bericht der Unabhängigen Kommission „Zuwanderung". Zusammenfassung. In: http://www.bmi.bund.de/cae/ servlet/contentblob/150408/publicationFile/9074/ Zuwanderung_gestal ten_-_Integration_Id_7670_de.pdf [Zugriff am 17.08.12]

Boos- Nünning, U. / Karakasoglu, Y. (2005): Viele Welten leben. Zur Lebenssituation von Mädchen und jungen Frauen mit Migrationshintergrund. Münster. In: http://www.bmfsfj.de/RedaktionBMFSFJ/Abteilun g4/Pdf-Anlagen/viele-welten-lang,property=pdf,bereich=,rwb=true.pdf [Zugriff am 17.10.12]

Boger, J. (2004): Gesundheit in der 'Fremde' – Gesundheitsvorstellungen afrikanischer Frauen und Männer im Migrationskontext. Arbeitspapiere / Working Papers Nr. 37. Johannes Gutenberg-Universität. Mainz. In: http://www.ifeas.uni-mainz.de/workingpapers/ Boger.pdf [Zugriff am 1.04.12]

Bomball, J. / Schwanke, A. / Stöver, M. / Schmitt, S. / Görres, S (2010): Imagekampagne für Pflegeberufe auf der Grundlage empirisch gesicherter Daten. IPP-Schriften, Ausgabe 05/2010. Bremen. In: http://www.public-health.uni-bremen.de/downloads/abteilung3/projekte /Imagekampagne _Abschlussbericht.pdf [Zugriff am 9.04.12]

Brause, M. / Horn, A. / Schaeffer, D. / Büscher, A. (2010): Gesundheitsförderung in der Langzeitversorgung - Ein Blick auf die professionellen Pflegekräfte in der Altenpflege. Fakultät für Gesundheitswissenschaften. School of Public Health - WHO Collaborating Center AG 6 Versorgungsforschung und Pflegewissenschaft. Universität Bielefeld. In: http://lbihpr.lbg.ac.at/ webfm_send/401 [Zugriff am 1.04.12]

Bsirske, F. (2011): Personal in der Pflege – woher nehmen, wenn nicht stehlen? In: Fachkonferenz 2011 „Pflege von morgen braucht eine starke Gemeinschaft!". Dokumentation zur 2. Sozialkonferenz der AWO zur Zukunft der Sozialpolitik am 16. Dezember 2011 in Berlin. Reden, S.16-26. In: http://www.awo.org/fileadmin/user_upload/pdf-dokumente/2.Sozialkonferenz/ 2._Sozialkonferenz_-_ Inhalt.pdf [Zugriff am 9.04.12]

Buchan, J. (2008): Wie kann die Migration von Gesundheitsfachkräften gesteuert werden, um negative Auswirkungen auf das Angebot zu verhindern? Grundpapier. Gesundheitssysteme und Politikanalyse. WHO-Regionalbüro für Europa und Europäisches Observatorium für Gesundheitssysteme und Gesundheitspolitik. (Hrsg.) In: http://www.euro.who.int/_data/assets/pdf_file/0008/76427/E93414G.pdf [Zugriff am12.04.12]

BAuA- Bundesanstalt für Arbeitsschutz und Arbeitsmedizin (2006): Psychische Belastung und Beanspruchung im Berufsleben: Erkennen- Gestalten. 3. aktualisierte Auflage. Dortmund-Dorstfeld. In: http://www.uni-augsburg.de/projekte/gesundheitsmanagement/downloa d verzeichnis/psych_belastung.pdf [Zugriff am 12.04.12]

BMI- Bundesministerium des Innern (2011): Bericht der Bundesregierung zur demografischen Lage und künftigen Entwicklung des Landes. In: http://www.bmi.bund.de/ SharedDocs/Downloads/DE/Broschueren/2011/demografiebericht.pdf?__blob=publicationFile [Zugriff am 8.04.12]

BMFSFJ- Bundesministerium für Familie, Senioren, Frauen und Jugend (2006): Erster Bericht des Bundesministeriums für Familie, Senioren, Frauen und Jugend über die Situation der Heime und die Betreuung der Bewohnerinnen und Bewohner. Online Bericht. In: http:// www.bmfsfj.de/doku/Publikationen/heimbericht/01-Redaktion/PDF-Anlagen/ gesamtdokument%2cproperty%3dpdf%2cbereich%3dheimbericht%2csprache%3dde% 2crwb%3dtrue.pdf [Zugriff am 8.04.12]

Bundesministerium für Wirtschaft und Arbeit (2005): Verordnung über die Zulassung von neueinreisenden Ausländern zur Ausübung einer Beschäftigung (Beschäftigungsverordnung – BeschV), BGBl I Nr. 62, 2.12.2004. In: http://www.gesetze-iminternet.de/bundesrecht/beschverf v/gesamt.pdf [Zugriff am 8.04.12]

Bunge, C. (2004): Zum Mythos des „Mittelmeer-Syndroms" – zur Bedeutung von Kultur und Migration auf das Schmerzerleben und Schmerzverhalten. Diplomarbeit. Berlin. In: http://www.agem-ethnomedizin.de/download/Christiane_Bunge_Mittelmeersyndrom.pdf ?c309bd31734c35b99e5db589267fd36c=0115d0 [Zugriff am 8.06.12]

DAK (2012): Gesundheitsreport. Analyse der Arbeitsunfähigkeitsdaten. Schwerpunkt: Job, Gene, Lebensstil - Risiko fürs Herz? In: http://www.dak.de/content/filesopen/ Gesundheitsreport_2012.pdf [Zugriff am 8.09.12]

Das EQUAL-SEPiA Projekt (2003): Migrantinnen und Migranten als Mitarbeiterinnen und Mitarbeiter in der Pflege und Betreuung alter Menschen. Ergebnisse einer Erhebung im Rahmen des Projektes EQUAL-SEPiA. Norddeutsches Zentrum zur Weiterentwicklung der Pflege im Ministerium für Soziales, Gesundheit und Verbraucherschutz des Landes Schleswig-Holstein. In: http://www.iaw.uni-bremen.de/pflege-projekt/material/10_07 /Becker_Riess.pdf [Zugriff am 12.04.12]

DBfK – Deutscher Berufsverband für Pflegeberufe (2009): Wie sieht es im Pflegealltag wirklich aus? Berlin: Deutscher Berufsverband für Pflegeberufe. In: http://www.dbfk.de/download/download/Abschlussbe richt-Wie-sieht-es-im-Pflegealltag-wirklich-aus___.pdf [Zugriff am 12. 08.12]

Deutscher Berufsverband für Pflegeberufe (2011): Auswirkungen der Arbeitnehmer-Freizügigkeit auf die Pflege. In: http://www.dbfk.de/presse/dbfk-Info-Arbeitnehmerfreizuegigkeit-2011-04-14.pdf [Zugriff am 12.08.12]

Dresing, T. / Pehl, T. (2011): Praxisbuch Transkription. Regel-systeme, Software und praktische Anleitungen für qualitative ForscherInnen, 3. Auflage. Eigenverlag Marburg. In: http://www.audiotranskription. de/Praxisbuch-Transkription.pdf [Zugriff am12.09.12]

Ertl, A. (2005): Interkulturelle Teamentwicklung und Integration zugewanderter pflegebedürftiger Menschen. In: Arbeitskreis „Alt werden in der Fremde" (unter Federführung der Inneren Mission München) (Hrsg.): Dokumentation für Kampagne für eine kultursensible Altenhilfe. Fachtagung für Führungskräfte in der Altenpflege 29. April 2005, S. 18-26. In: http://www.muenchen.info/soz/pub/pdf/206_altenhilfe _publikation.pdf [Zugriff am 12.04.12]

Faltermaier, T. / Kühnlein, I. / Burda-Viering, M. (1998a): Subjektive Gesundheitstheorien: Inhalt, Dynamik und ihre Bedeutung für das Gesundheitshandeln im Alltag. Zeitschrift für Gesundheitswissenschaften 6. Jg. 1998, H. 4. In: http://www.unifr.ch/zrg/Fachhochschule /FS2010/Faltermaier_et_al_1998.pdf [Zugriff am 25.03.12]

Friebe, J. (2005): Migrantinnen und Migranten in der Altenpflege – Bestandsaufnahme, Personalgewinnung und Qualifizierungen in NRW. Zwischenbericht des Projektes MigA. Deutsches Institut für Erwachsenenbildung. Bonn. In: http://www.die-bonn.de/esprid /dokumente/doc-2005/friebe05_01.pdf [Zugriff am11.04.12]

Friebe, J. (2006): Migrantinnen und Migranten in der Altenpflege. Bestandsaufnahme, Personalgewinnung und Qualifizierungen in Nordrhein-Westfalen. Eine Handreichung für Bildung und Praxis in der Altenpflege. Deutsches Institut für Erwachsenenbildung. Bonn. In: http://www.die-bonn.de/esprid/dokumente/doc-2006/friebe06_01.pdf [Zugriff am 12.04.12]

Gembris-Nübel, R (2004): Gesundheit und Behinderung. Eine empirische Untersuchung zu subjektiven Gesundheitsvorstellungen bei Fachleuten in der Behindertenhilfe. Dissertation. Universität Bielefeld. In: https://pub.uni-bielefeld.de/luur/download?func=downloadFile&record OId=2305315&fileOId=2305318 [Zugriff am 29.03.12]

Glaser, J. / Lampert, B. / Weigl, M. (2008): Arbeit in der stationären Altenpflege. Analyse und Förderung von Arbeitsbedingungen, Interaktion, Gesundheit und Qualität. In: Geschäftsstelle der Initiative Neue Qualität der Arbeit (Hrsg.).INQA-Bericht. 1. Auflage. In: http://www.inqa .de/Inqa/Redaktion/Zentralredaktion/PDF/Publikationen/inqa-34-arbeit-in-der-altenpflege,property =pdf,bereich=inqa,sprache=de,rwb=true.pdf [Zugriff am 17.04.12]

Grabbe, Y. / Nolting, H.-D. / Loos, S. (2005): Gesundheitsreport 2005-Stationäre Krankenpflege. Arbeitsbedingungen und Gesundheit von Pflegenden in Einrichtungen der stationären Krankenpflege in Deutschland vor dem Hintergrund eines sich wandelnden Gesundheitssystems. Im Auftrag von der DAK und der BGW. In: http://www.presse.dak.de/ ps.nsf/Show/B9F48873A7D34732C12570C1 00454782/$File/Krankenpflegereport2005_Gesamt.pdf [Zugriff am 21.04.12]

Groeben, N. / Wahl, D. / Schlee, J. / Scheele, B. (1988): Forschungsprogramm Subjektive Theorien. Tübingen: Francke. Zit. nach: Faltermaier, T. / Kühnlein, I. / Burda-Viering, M. (1998a): Subjektive Gesundheitstheorien: Inhalt, Dynamik und ihre Bedeutung für das Gesundheitshandeln im Alltag. Zeitschrift für Gesundheitswissenschaften 6. Jg. 1998, H. 4. In: http://www.unifr.ch/zrg/ Fachhochschule/FS2010/Faltermaier_et_al_1998.pdf [Zugriff am 25.03.12]

Hasselhorn, H.-M. / Müller, B. H. / Tackenberg, P. / Kümmerling, A. / Simon, M. (2005): Berufsausstieg bei Pflegepersonal. Arbeitsbedingungen und beabsichtigter Berufsausstieg bei Pflegepersonal in Deutschland und Europa. Schriftenreihe der Bundesanstalt für Arbeitsschutz und Arbeitsmedizin. Übersetzung Ü 15. Dortmund/Berlin/Dresden. In: http://www.baua.de/de/Publikationen/Uebersetzungen/Ue15.pdf?__blo b=publicationFile&v=6 [Zugriff am 8.04.12]

Heinemann F, Assion H. J. (1996): Sprachliche Regression auf die Muttersprache bei Polyglotten in der akuten Psychose. Nervenarzt 67: 268-275. Zit. nach: Behrens, K. (2007): Therapieverläufe von Migranten in der sozialpsychiatrischen Tagesklinik: Zur Notwendigkeit der Modifikation bestehender Versorgungsstrukturen durch die Integration von Patienten mit Migrationshintergrund. Dissertation. Hannover. In: http://d-nb.info/991365062/34 [Zugriff am 8.09.12]

Jenull, B. / Brunner E. (2009): Macht Altenpflege krank? Eine qualitative Studie zu Arbeitserfahrungen, Coping und Gesundheitsverhaltensweisen bei Pflegekräften. In Zeitschrift für Gerontopsychologie & -psychiatrie, 22 (1), 2009, S. 5–10. In: http://www.psycontent.com/content/b572u3t462250445/fulltext.pdf [Zugriff am 8.08.12]

Karasek, R. A. (1979): Job demands, job decision latitude, and mental strain: Implications for job redesign. Administrative Science Quarterly 24, P. 285-308. Zit. nach: Hasselhorn, H.-M./ Müller, B. H./ Tackenberg, P./ Kümmerling, A./ Simon, M. (2005): Berufsausstieg bei Pflegepersonal. Arbeitsbedingungen und beabsichtigter Berufsausstieg bei Pflegepersonal in Deutschland und Europa. Schriftenreihe der Bundesanstalt für Arbeitsschutz und Arbeitsmedizin. Übersetzung Ü 15. Dortmund/Berlin/Dresden. In: http://www.baua.de/de/ Publikationen/Uebersetzungen/Ue15.pdf?__blob=publicationFile&v=6 [Zugriff am 08.04.12]

Karasek, R. A. / Theorell, T. (1990): Stress, Productivity and the Reconstruction of Working Life. New York: Basic Book. Zit. nach: Berufsausstieg bei Pflegepersonal. Arbeitsbedingungen und beabsichtigter Berufsausstieg bei Pflegepersonal in Deutschland und Europa. Schriftenreihe der Bundesanstalt für Arbeitsschutz und Arbeitsmedizin. Übersetzung Ü 15. Dortmund/Berlin/Dresden. In: http://www.baua.de/de/Publikationen/Uebersetzungen/ Ue15.pdf?__blo b=publicationFile&v=6 [Zugriff am 08.04.12]

Küsgens, I. (2005): Krankheitsbedingte Fehlzeiten in Altenpflegeberufen – Eine Untersuchung der in Altenpflegeeinrichtungen tätigen AOK-Versicherten, 2003. In: Badura, B. / Schellschmidt, H. / Vetter, C. (Hrsg.): Fehlzeiten-Report 2004. Gesundheitsmanagement in Krankenhäusern und Pflegeeinrichtungen. Berlin: Springer, S. 203-220. In: http://www.springerlink.com/content/p56m20134k572628/fulltext. pdf [Zugriff am 21.04.12]

Lauterbach, K. (2010): Greencard für Pflegekräfte muss an klare Bedingungen gekoppelt sein. SPD Bundestagsfraktion AG Gesundheit. Pressemittteilung. NR. 527/2010 20. April 2010. In: http://www.spdfraktion.de/cnt/rs/rs_dok/0,,51748,00.pdf [Zugriff am 05.04.12]

Liezmann, C. / Klapp, B. / Peters, E.M.J (2001): Stress, atopy and allergy A re-evaluation from a psychoneuroimmunologic persepective. In: Dermato-Endocrinology 3:1. S. 37-40. In: http://www.ncbi.nlm.nih.gov/p mc/articles/PMC3051852/pdf/de0301_0037.pdf [Zugriff am 22.05.12]

Nowak, D. (2010): Atemraubendes Berufsleben. In Fokus Berufsallergien 3_2010. S. 24-29. In: http://www.aerztekammer-bw.de/10aerzte/20for tbildung/20praxis/80dermatolo gie/1006.pdf [Zugriff am 05.04.12]

Oesterreich, R. (2001): Das Belastungs-Beanspruchungskonzept im Vergleich mit arbeitspsychologischen Konzepten. In: Zeitschrift für Arbeitswissenschaft (55) 2001/3, S. 162-178. In: http://www.zfa-online .de/informationen/leser/volltexte/2001/2001_03_volltexte/oesterreich .pdf [Zugriff am 25.04.12]

Opitz, U. (2010): Subjektive Krankheits- und Behandlungskonzepte bei PatientInnen mit Fibromyalgiesyndrom. Inaugural-Dissertation. Albert-Ludwigs-Universität Freiburg. In: http://www.freidok.uni-freiburg.de/volltexte/ 8032/pdf/Dissertation _Druck_22122010.pdf [Zugriff am 29.03.12]

Pavkovic, G. (2001): Interkulturelle Teamarbeit. In: Hegemann; T., Salman, R. (Hrsg.): Transkulturelle Psychiatrie. In: http://www.bqnet.de/content /0/1060/1072/2859/2869/649_ ,Pavkovic_InterkulturelleTeamarbeit.pdf [Zugriff am 28.04.12]

Ploch, B. (2002): Expertise: Beschäftigung von Migrant(inn)en in der Altenpflege- Frankfurt am Main als Beispiel. Im Rahmen des Projektes: Interkulturelle Fortbildungen für das Personal der Altenpflege. Deutsches Institut für Erwachsenenbildung, Bonn. Erweiterte, aktualisierte und überarbeitete Fassung des im Dezember 2001 vorgelegten Berichts. In: http://www.die-bonn.de/esprid/dokumente/doc-2003/ploch03_01.pd f [Zugriff am 12.04.12]

Razum, O. / Zeeb, H. / Meesmann, U. / Schenk, L./ Bredehorst, M. / Brzoska, P. / Dercks, T. /Glodny, S. / Menkhaus, B. / Salman, R. / Saß, A.-C./ Ulrich, R. (2008): Schwerpunktbericht der Gesundheitsberichterstattung des Bundes Migration und Gesundheit. In: http://www.gbe-bund.de/gbe10/owards.prc_show_pdf?p_id=11713&p_sprache=D [Zugriff am 17.08.12]

Rühmann, H. / Bubb, H (1981), Belastung und Ermüdung. In: Stoll, F.: Die Psychologie des XX. Jahrhunderts. Band 13. Anwendungen im Berufsleben, Zürich. Zit. nach: Zellhuber, B. (2003): Altenpflege - ein Beruf in der Krise? Eine empirische Untersuchung der Arbeitssituation sowie der Belastungen von Altenpflegekräften im Heimbereich. Dissertation. Königsbrunn. In: https://eldo rado.tu-dortmund.de/bitstream/2003/2916/1 /Zellhuberunt.pdf [Zugriff am 05.04.12]

Die Senatorin für Arbeit, Frauen Freie Gesundheit, Jugend und Soziales (AFGJS) (2009): Verzeichnis der Altenwohnheime, Altenheime und Altenpflegeheime im Land Bremen. Stand: 19.02.2009. In: http://www.soziales.bremen.de/sixcms/media.php/13/Bremer%20 Heimverzeichnis%20Stand%202009-02neu.pdf [Zugriff am 15.10.12]

Schmidt, D. (2010): Unternehmenserfolg durch Motivation Führungskräfteentwicklung. In: Arbeit und Arbeitsrecht 12/10. S.700-701. In: http://www.arbeit-und-arbeitsrecht.de/sites/www.arbeit-und-arbeitsrecht.de/files/AuA_12-10-Blickpunkt_2.pdf [Zugriff am 15.01.13]

Stadler, P. / Endrich, A. (2006): Eine Projektarbeit der bayerischen Gewerbeaufsicht in Zusammenarbeit mit dem Bayerischen Landesamt für Gesundheit und Lebensmittelsicherheit. In: http://www.lgl.bayern. de/downloads/arbeitsschutz/arbeitspsychologie/doc/altenpflege_pa_2005.pdf [Zugriff am 15.05.12]

Statistisches Bundesamt (2007); Bevölkerung und Erwerbstätigkeit. Bevölkerung mit Migrationshintergrund - Ergebnisse des Mikrozensus 2005- Fachserie 1 Reihe 2.2. In: https://www.destatis.de/DE/Publ ikationen/Thematisch/Bevoelkerung/MigrationIntegration/Migrationshi ntergrund2010220057004.pdf?__blob=publicationFile [Zugriff am 16.08.12]

Statistisches Bundesamt (2010): Ergebnisse des Mikrozensus 2008, Fachserie 1 Bevölkerung und Erwerbstätigkeit. Reihe 2.2 Bevölkerung mit Migrationshintergrund. Wiesbaden. In: https://www.destatis.de/DE/Publikationen/Thematisch/Bevoelkerung/MigrationIntegration /Migrationshintergrund2010220087004.pdf?__blob=publicationFile [Zugriff am 16.02.12]

Statistisches Bundesamt (2011): Pflegestatistik 2009. Pflege im Rahmen der Pflegeversicherung Deutschlandergebnisse Wiesbaden. In: http://www.inqa.de/Inqa/Redaktion/TIKs/ Gesund-Pflegen/PDF/pflege statistik-2009,property=pdf,bereich=inqa,sprache=de,rwb=true.pdf [Zugriff am 05.04.12]

Stordeur , S. / D´hoore, W./ van der Hejden, B. / Di Bisceglie, M./ Laine, M./ van der Schoot, E./ die NEXT-Studiengruppe (2005): Führungsqualität, Arbeitszufriedenheit und berufliche Bindung von Pflegekräften. S.30-48. In: Hasselhorn, H.-M. / Müller, B. H. / Tackenberg, P. / Kümmerling, A. / Simon, M. (2005): Berufsausstieg bei Pflegepersonal. Arbeitsbedingungen und beabsichtigter Berufsausstieg bei Pflegepersonal in Deutschland und Europa. Schriftenreihe der Bundesanstalt für Arbeitsschutz und Arbeitsmedizin. Übersetzung Ü 15. Dortmund/Berlin/Dresden. In: http://www.baua.de/de/ Publikationen/Uebersetzungen/Ue15.pdf?__blob=publicationFile&v=6 [Zugriff am 09.01.13]

Van den Bergh, S. / Lehmann, R. (2004): Die Dynamik von multikulturellen Teams als Wettbewerbsvorteil. In: Babylonia: Zeitschrift für Sprachunterricht und Sprachenlernen / Stiftung Sprachen und Kulturen (Hrsg.) - Comano, 04, Schweiz. Babylonia ; N4/2004, S.53-55. In: http://www.fh-htwchur.ch/fileadmin/user_upload/institute/sife/Artikel_Babylonia.pdf [Zugriff am 09.04.12]

Wandeler, E. (2008): Ausländisches Pflegepersonal Chancen und Risiken. Referat. Dokument 8. Schweiz. In: http://www.pflegesearch.ch/files /uploads/Wandeler _text.pdf [Zugriff am12.04.12]

Wieland, R. (2009): Gesundheitsreport 2009 – Psychische Gesundheit und psychische Belastungen. Wuppertal: Barmer Ersatzkasse. In: http://www.barmer-gek.de/barmer/web/Portale/Arbeitgeberportal/Ges undheit_20im_20Unternehmen/Gesundheitsreport/ 2009__Gesundheitsreport__Psyche,property=Data.pdf [Zugriff am 21.04.12]

Winkelhage, J. / Winkel, S. / Schreier, M. / Heil, S. / Lietz, P. / Diederich, A. (2008): Qualitative Inhaltsanalyse: Entwicklung eines Kategoriensystems zur Analyse von Stakeholderinterviews zu Prioritäten in der medizinischen Versorgung. In: Priorisierung in der Medizin, FOR 655 Nr. 15 / 2008. In: http://www.priorisierung-in-der-medizin.de/documents/FOR655_Nr15_Winkelhage.pdf [Zugriff: 21.11.12]

Zapp, W. / Funke, M. (1999): Transparenz für das Leistungsgeschehen im Pflegedienst der stationären Altenpflege! Arbeitspapier im Fachbereich Wirtschaft der Fachhochschule Osnabrück. Zit. nach: Zellhuber, B. (2003): Altenpflege - ein Beruf in der Krise? Eine empirische Untersuchung der Arbeitssituation sowie der Belastungen von Altenpflegekräften im Heimbereich. Dissertation. Königsbrunn. In: https://eldorado.tu-dortmund.de/bitstream/2003/2916/1/Zellhu berunt.pdf [Zugriff am 05.04.2012]

Zellhuber, B. (2003): Altenpflege - ein Beruf in der Krise? Eine empirische Untersuchung der Arbeitssituation sowie der Belastungen von Altenpflegekräften im Heimbereich. Dissertation. Königsbrunn. In: https://eldorado.tu-dortmund.de/bitstream/2003/2916/1/Zellhuberunt .pdf [Zugriff am 05.04.12]

Zimber, A. (1998): Beanspruchung und Streß in der Altenpflege: Forschungsstand und Forschungsperspektiven. In: Zeitschrift für Gerontologie und Geriatrie, Band 31, Heft 6, 1998. S. 417–425. In: http://www.springerlink.com/content/751eb2jp6bct99ln/fulltext.pdf [Zugriff am 05.04.12]

Anhang A: Deskription der Stichprobe

Merkmal	Ausprägung	Häufigkeit	Prozent
Geschlecht	weiblich	6	100
	männlich	0	0
	Gesamt	6	100
Alter*	25	1	16,7
	26	1	16,7
	29	1	16,7
	30	1	16,7
	41	1	16,7
	49	1	16,7
	Gesamt	6	100
Familienstand	Verheiratet	2	33,3
	Ledig	4	66,7
	Gesamt	6	100,0
Kinder	ja	2	33,4
	nein	4	66,6
	Gesamt	6	100,0
Kinderanzahl	0	4	66,6
	2	2	33,4
	Gesamt	6	100,0
Höchste Bildungsabschluss	Abitur/ Fachabitur	2	33,3
	Altenpflegeausbildung	1	16,7
	FH Diplom	1	16,7
	Realschulabschluss	2	33,3
	Gesamt	6	100,0
Beruf	Exam. Altenpflegerin	4	66,7
	Heilerziehungspflegerin	1	16,7
	Krankenpflegerin	1	16,7
	Gesamt	6	100,0
Tätigkeitsbereich	Pflege	5	83,3
	Verwaltung	1	16,7
	Gesamt	6	100,0
Dauer des Arbeitsverhältnisses in Jahren**	5	1	16,7
	6	1	16,7
	8	1	16,7
	9	1	16,7
	18	1	16,7
	31	1	16,7
	Gesamt	6	100
Teil-/Vollzeit	Vollzeit	4	66,7
	Teilzeit	2	33,3
	Gesamt	6	100,0
Teilzeit Stunden	20	1	16,7
	30	1	16,7
	Gesamt	2	33,3
Wochendienstplan	Wechselschicht ohne	3	50

	Nachtdienst		
	Wechselschicht mit		
	Nachtdienst	3	50
	Gesamt	6	100
Nationalität	deutsch	4	66,7
	tunesisch	1	16,7
	polnisch	1	16,7
	Gesamt	6	100,0
Herkunftsland	Deutschland	4	66,7
	Kasachstan (UdSSR)	1	16,7
	Polen	1	16,7
	Gesamt	6	100,0
Muttersprache	Arabisch	1	16,7
	Deutsch	3	50,0
	Polnisch	1	16,7
	Russisch	1	16,7
	Gesamt	6	100,0
Dauer der Aufenthalt in Deutsch- **land**	ich bin hier geboren	4	66,7
	seit 8 Jahren	1	16,7
	Seit 24 Jahren	1	16,7
	Gesamt	6	100,0

*Durchschnittsalter liegt bei 33 Jahren

** Durchschnitt liegt bei 12,8 Jahren

Tabelle 2. Häufiagkeit von personenbezogenen Merkmalen der Befragten

	N= 6	Deutschland	Ausland
Altersgruppe	25	1	0
		33,3%	0,0%
	26	0	1
		0,0%	33,3%
	29	0	1
		0,0%	33,3%
	30	0	1
		0,0%	33,3%
	41	1	0
		33,3%	0,0%
	49	1	0
		33,3%	0,0%
	Gesamt	3	3
		100,0%	100,0%
Familienstand	Verheiratet	1	1
		33,3%	33,3%
	Ledig	2	2
		66,7%	66,7%
	Gesamt	3	3
		100,0%	100,0%
Kinder	Ja	1	0
		33,3%	0,0%
	Nein	2	3
		66,7%	100,0%
	Gesamt	3	3
		100,0%	100,0%
Höchste Bildungsabschluss	Abitur/ Fachabitur	0	2
		0,0%	66,7%
	Altenpflegeausbildung	0	1
		0,0%	33,3%
	FH Diplom	1	0
		33,3%	0,0%
	Realschulabschluss	2	0
		66,7%	0,0%
	Gesamt	3	3
		100,0%	100,0%
Beruf	Exam. Altenpflegerin	1	3
		33,3%	100,0%
	Heilerziehungspflegerin	1	0
		33,3%	0,0%
	Krankenpflegerin	1	0
		33,3%	0,0%
	Gesamt	3	3
		100,0%	100,0%
Dauer des Arbeitsverhältnisses in Jahren	5	0	1
		0,0%	33,3%
	6	0	1
		0,0%	33,3%
	8	1	0
		33,3%	0,0%
	9	0	1
		0,0%	33,3%
	18	1	0
		33,3%	0,0%
	31	1	0
		33,3%	0,0%
	Gesamt	3	3
		100,0%	100,0%
Teil-/Vollzeit	Vollzeit	1	3
		33,3%	100,0%
	Teilzeit	2	0
		66,7%	0,0%
	Gesamt	3	3
		100,0%	100,0%
Wochendienstplan	Wechselschicht ohne Nachtdienst	2	1
		66,7%	33,3%
	Wechselschicht mit Nachtdienst	1	2
		33,3%	66,7%
	Gesamt	3	3
		100,0%	100,0%

Tabelle 3. Häufigkeit der personenbezogenen Merkmale nach Herkunft. Darstellung mit Spaltenprozenten

Anhang B: Kategoriensystem

I. Arbeitsbelastungen und gesundheitliche Beschwerden

1. Wege zum Beruf
- Altenpflege als Traumberuf
- Altenpflege als Alternativberuf
- Andere Wege zum Altenpflegeberuf

1.1 Alternativen zur Altenpflege

1.2 Faktoren, die bei der Entscheidung eine Rolle gespielt haben
- Faktoren gegen Altenpflegeberuf
- Faktoren für Altenpflegeberuf

2. Ressourcen und Belastungen am Arbeitsplatz

2.1 Ressourcen am Arbeitsplatz
- Personale Ressourcen
- Ressourcen im Umgang mit Bewohner/-innen
- Institutionelle Ressourcen

2.2 Belastungen am Arbeitsplatz
- Belastungen durch Teamarbeit*
- Organisationsbedingte Arbeitsbelastungen
- Belastungen im Umgang mit Bewohner/-innen
- Belastungen mit dem Schwerpunkt Heben und Tragen

3. Gesundheitsveränderungen während der Arbeit
- Positive Veränderungen
- Keine Veränderungen
- Negative Veränderungen

3.1 Erkrankungen[10]
- Erkrankungen-kurzfristig
- Erkrankungen-langfristig

3.2 Ursachen für die Erkrankungen
- Psychische Belastungen
- Körperliche Anstrengungen
- Belastungen allgemein
- Mangelnde Hygiene am Arbeitsplatz

II. Subjektive Gesundheits- und Krankheitskonzepte
- Gesundheitskonzepte
- Krankheitskonzepte
- Umgang mit der Erkrankung

III. Bewältigungsstrategien und Ressource in Stresssituationen

1. Individuelle Bewältigungsstrategien und Ressourcen

1.1 Bewältigungsstrategien
- Vor Stresssituation
- In Stresssituation
- Nach Stresssituation

1.2 Ressourcen
- Sozialkapital

2. Wünsche nach Veränderungen und Aufbau weiterer Ressourcen
- Veränderungen auf Politikebene
- Veränderungen auf Organisationsebene
- Veränderungen auf Mitarbeiterebene
- Veränderungen auf Bewohnerebene

*Wurde lediglich von Pflegekräften mit Migrationshintergrund genannt.

---

[10] Hier werden nur solche Erkrankungen berücksichtigt, die erst nach dem Anfang der Berufsausübung aufgetreten sind.

I. Arbeitsbelastungen und gesundheitliche Beschwerden

1. Als erstes interessiert mich, wie es zu der Entscheidung kam, diesen Beruf auszuüben?
1. Vielleicht können Sie mir von der Situation erzählen, in der Sie die Entscheidung getroffen haben.
1.1 Gab es Alternativen zu Ihrer Berufswahl?
1.2 Gab es bei der Entscheidung etwas, das für diesen Beruf sprach, oder etwas, das evtl. auch dagegen sprach?

1. Wege zum Beruf

Variablen (Kategorien)	Ausprägungen (Unterkategorien)
Altenpflege als Traumberuf *Explikation:* Wenn eine interviewte Person äußert, dass dieser Beruf schon immer ein Wunschberuf war, dann ist diese Kategorie zu wählen. *Abgrenzung:* Wenn dieser Wunsch jedoch unter dem Einfluss diverser Bedingungen später entstand, dann ist nicht diese Kategorie, sondern die Kategorien "Altenpflege als Alternativberuf" oder "Andere Wege zum Altenpflegeberuf" zu wählen.	Altenpflege als Traumberuf (n=1) *Beispiel:* "Ich hatte nie Zweifel, dass ich was anderes werden wollte. Ich wollte von klein auf an, Krankenschwester werden." (Pflegekraft ohne Migrationshintergrund, Teilnehmerin 3)
Altenpflege als Alternativberuf *Explikation:* Wenn eine interviewte Person äußert, dass die Altenpflege ein Alternativberuf für ihren gewünschten oder ausgeübten Beruf oder Studium war, dann ist diese Kategorie zu wählen. *Abgrenzung:* Geht es jedoch darum, dass die Person neben der Altenpflege einen anderen Beruf erlernen oder ausüben könnte, dann ist nicht diese Kategorie zu kodieren, sondern die Kategorie "Alternativen zur Altenpflege".	- Als Alternative zu anderem Beruf - Als Alternative zum Studium Als Alternative zu anderem Beruf (n=3) *Explikation:* Wenn eine interviewte Person äußert, dass sie die Altenpflege als Alternativberuf zu dem anderen Beruf gewählt hat, dann ist diese Kategorie zu wählen. Unter dem Begriff "anderen Beruf" ist jeder Beruf zu verstehen, den die Person ausgeübt hat oder ausüben wollte. *Abgrenzung:* Wenn es aber von dem Studium die Rede ist, dann ist nicht diese Kategorie, sondern die Kategorie "Als alternative zum Studium" zu wählen. *Beispiel:* "Also ich hab dann erst mal ein bisschen im Einzelhandel gearbeitet, bis ich dann gemerkt habe, das ist gar nichts für mich, na. (...) Ich wollte halt raus aus dem Einzelhandel." (Pflegekraft mit Migrationshintergrund,

	Teilnehmerin 2)
	Als Alternative zum Studium (n=1)
	Explikation:
	Wenn eine interviewte Person äußert, dass die Altenpflegeausbildung als Alternative oder Übergang zum Studium war, dann ist diese Kategorie zu wählen.
	Abgrenzung:
	Wenn es aber von der Ausbildungslehre die Rede ist, dann ist nicht diese Kategorie, sondern die Kategorie "Als alternative zu anderem Beruf" zu wählen.
	Beispiel:
	" also, ich wollte ursprünglich Medizin studieren und bin dann aber mit dem EC nicht rein gekommen. (…) Und dann habe ich mir überlegt, was mache ich in der Zwischenzeit, um nicht Zeit zu vergeuden. Also schon mal was in die Richtung." (Pflegekraft mit Migrationshintergrund, Teilnehmerin 1)
	Durch Zufall
	- Kein konkretes Vorhaben
	- Nach Ausschlusskriterien
	- Nach Vorbild
	Durch Zufall (n=2)
	Explikation:
	Wenn eine interviewte Person äußert, dass sie zu der Altenpflege per Zufall kam, dann ist diese Kategorie zu wählen.
	Abgrenzung:
	Wenn jedoch die Peron keine konkreten Berufsvorstellungen hatte und deswegen die Altenpflege erlernte, dann ist nicht diese Kategorie, sondern die Kategorie "Kein konkretes Vorhaben" zu wählen.
	Beispiel:
	"Im Polen gab´s sowas nicht und ich habe einfach per Zufall erfahren, es gibt sowas wie Altenpflege in Deutschland."(Pflegekraft mit Migrationshintergrund, Teilnehmerin 3)
	Kein konkretes Vorhaben (n=4)
	Explikation:
	Wenn eine interviewte Person äußert, dass sie im Allgemeinen keine konkreten Berufsvorstellungen hatte und deswegen Altenpflege erlernte, dann ist diese Kategorie zu wählen.
	Abgrenzung:
	Wenn sie jedoch per Zufall zu dieser Berufswahl kam, dann ist nicht diese Kategorie, sondern die Kategorie
Andere Wege zum Altenpflegeberuf *Explikation:* Diese Kategorie ist dann zu wählen, wenn eine interviewte Person äußert, dass sie durch verschiedene Umstände zu der Entscheidung kam, diesen Beruf zu erlernen. *Abgrenzung:* Geht es um die Altenpflege als Alternativ- oder Ersatzberuf zu dem gewünschten Beruf oder Studium, dann ist nicht diese Kategorie, sondern die Kategorien "Altenpflege als Alternativberuf" zu wählen.	

"Durch Zufall" zu wählen.

Beispiel:

" (...) weil ich nicht wusste, was ich nach der Realschule machen wollte so genau, ein Jahr Sozialpflege auf ne Berufsschule gemacht." (Pflegekraft ohne Migrationshintergrund, Teilnehmerin 2)

Nach Ausschlusskriterien (n=1)

Explikation:

Wenn eine interviewte Person äußert, dass sie Altenpflege gewählt hat, weil sie keinen anderen Beruf ausüben konnte, dann ist diese Kategorie zu wählen.

Abgrenzung:

Wenn jedoch die Person erzählt, dass dieser Beruf schon immer ein Wunschberuf war, dann ist nicht diese Kategorie, sondern die Kategorie "Altenpflege als Traumberuf" zu wählen.

Beispiel:

"(...) was anderes wäre auch nie in Frage gekommen also kaufmännischen Berufe machen in der Zwischenzeit käme nie in Frage und deswegen ja dann habe ich die Ausbildung gemacht." (Pflegekraft mit Migrationshintergrund, Teilnehmerin 1)

Nach Vorbild (n=3)

Explikation:

Wenn die Peron sagt, dass sie sich für die Altenpflege entschieden hat, weil ihre Verwandten, Bekannte oder Kollegen aus dem Pflegeberuf kommen, dann ist diese Kategorie zu wählen.

Abgrenzung:

Wenn jedoch bei der Entscheidung andere Faktoren eine Rolle gespielt haben, dann ist stattdessen die Kategorie "Nach Ausschlusskriterien" zu wählen.

Beispiel:

" Und die Leitung hat mir gesagt "D. mach es!" (...) Und naja dann habe ich gemacht." (Pflegekraft mit Migrationshintergrund, Teilnehmerin 3)

1.1 Alternativen zur Altenpflege	
Variablen (Kategorien)	**Ausprägungen (Unterkategorien)**
Alternativen zur Altenpflege	Alternativen zur Altenpflege (n=3)
Explikation:	*Beispiel:*
Wenn die Peron äußert, dass sie statt Pflege andere alternative Berufe erlernen könnte, dann ist diese	"ja so nachhinein also ich schon in der Ausbildung war habe ich mir durchaus überlegt: "ja warum hast du nicht vielleicht, weiß ich nicht, Loborato...hier Laborassistentin gemacht oder irgendwas anderes in die Richtung? oder warum hast du nicht Physiotherapie oder Ergotherapie oder keine Ahnung was gemacht?"

(Pflegekraft mit Migrationshintergrund, Teilnehmerin 1)

"Ja, ich hätte ja, wie gesagt, im Krankenhaus arbeiten können, ich hätte (emm) was hätte ich noch machen können. Also ich hatte viel, in der häuslicher Pflege vielleicht arbeiten können, soziale Arbeiten hätte ich machen können" (Pflegekraft mit Migrationshintergrund, Teilnehmerin 2)

Kategorie zu wählen.
Abgrenzung:
Ist es aber von der Altenpflege als einem Alternativberuf für ihren gewünschten oder ausgeübten Beruf oder Studium die Rede, dann ist nicht diese Kategorie, sondern die Kategorie "Altenpflege als Alternativberuf" zu wählen.

1.2 Faktoren, die bei der Entscheidung eine Rolle gespielt haben

Variablen (Kategorien)	Ausprägungen (Unterkategorien)
Faktoren gegen Altenpflegeberuf *Explikation:* Wenn eine interviewte Person sagt, dass bei der Berufswahl etwas gegen den Beruf der Altenpflege sprach, dann ist diese Kategorie zu wählen. *Abgrenzung:* Werden jedoch positive Seiten des Berufes genannt, dann soll die Kategorie "Faktoren für Altenpflege-beruf" kodiert werden.	- Aggressivität der Bewohner/-innen - Straffrechtliche Konsequenzen - Für jemanden Einspringen - Wenig Freizeit - Personalmangel - Unqualifiziertes Personal - Infektionsgefahr - Tod der Bewohner/-innen - Abneigung gegen die direkte Pflege - Physische und psychische Belastungen Aggressivität der Bewohner/-innen (n=1) *Explikation:* Wenn eine interviewte Person als negativen Aspekt der altenpflegerischen Tätigkeit, den Umgang mit aggressiven Bewohner/-innen nennt, dann ist diese Kategorie zu wählen. *Abgrenzung:* Wenn von "straffrechtlichen Konsequenzen von pflegerischer Tätigkeit" die Rede ist, dann ist nicht diese Kategorie zu wählen, sondern die Kategorie " Straffrechtliche Konsequenzen ". *Beispiel:* "(...) wenn ein Demenzer und nicht mehr zurechnungsfähiger Bewohner auf einmal zur Messer greift und mich gar nicht mehr erkennt, ne, der im ersten Moment noch zeigt, er ist froh, dich zu sehen und dann nächste Moment denkt, du bist der Feind auf die Erden und er musst dich abschlachten. Und dann muss man ein bisschen, dann muss man sich überlegen, so, ne, kann ich das durchziehen oder nicht."(Pflegekraft mit Migrationshintergrund, Teilnehmerin 2)

Straffrechtliche Konsequenzen (n=1)

Explikation:

Wenn eine interviewte Person als negativen Aspekt der altenpflegerischen Tätigkeit straffrechtliche Konsequenzen der pflegerischen Tätigkeit nennt, dann ist diese Kategorie zu wählen.

Abgrenzung:

Bezeichnet die Person den Umgang mit aggressiven Bewohner/-innen als negativ, dann ist nicht diese Kategorie zu wählen, sondern die Kategorie "Aggressivität der Bewohner".

Beispiel:

" Und natürlich die straffrechtlichen Konsequenzen. Mir hat mal jemand gesagt "(emm) Wenn man in der Pflege arbeitet, dann ist man mit einem Bein in der Gefängnis."(Pflegekraft mit Migrationshintergrund, Teilnehmerin 2)

Für jemanden Einspringen (n=1)

Explikation:

Wenn es eine interviewte Person als negativ empfindet, dass sie an ihren freien Tagen für jemanden Einspringen muss, dann ist diese Kategorie zu wählen.

Abgrenzung:

Wenn es jedoch von Personalmangel die Rede ist, dann ist nicht diese Kategorie zu kodieren, sondern die Kategorie "Personalmangel".

Beispiel:

" Gegen ja gut, also ich habe schon gesehen, dass es schwer ist, (…) ja Einspringen auch."(Pflegekraft mit Migrationshintergrund, Teilnehmerin 3)

Wenig Freizeit (n=1)

Explikation:

Diese Kategorie ist zu wählen, wenn von Mangel an Freizeit aufgrund des Einspringens für andere Kollegen geht, dann ist nicht freien Zeit ist.

Abgrenzung:

Wenn es jedoch um Mangel an Freizeit aufgrund des Einspringens für andere Kollegen geht, dann ist nicht diese Kategorie zu kodieren, sondern die Kategorie " Für jemanden Einspringen".

Beispiel:

" (…) man hat halt nicht so viel Freizeit, meistens. Wenn man anderen Neujahr feiern, kann sein, dass man selber im Dienst ist."(Pflegekraft mit Migrationshintergrund, Teilnehmerin 2)

111

Personalmangel (n=2)

Explikation:
Wenn eine interviewte Person sagt, dass der negative Aspekt der altenpflegerischen Tätigkeit im Personal-mangel liegt, dann ist diese Kategorie zu wählen.

Abgrenzung:
Wenn es jedoch ums Einspringen für die anderen Kollegen geht, dann ist nicht diese Kategorie zu kodieren, sondern die Kategorie "Für jemanden Einspringen".

Beispiel:
" Also habe ich nicht gewusst, dass er so schwer ist oder, dass (äh) naja, man kann so nennen, Personal-mangel."(Pflegekraft mit Migrationshintergrund, Teilnehmerin 3)

Unqualifiziertes Personal (n=1)

Explikation:
Diese Kategorie ist zu kodieren, wenn eine Interviewteilnehmerin als negativen Aspekt äußert, dass in der Altenpflege unqualifiziertes Personal arbeitet.

Beispiel:
"Aber grade in der Altenpflege, wenn ich manchmal sehe, wer alles Altenpflege lernt. (…). Ja ich meine, wer das jetzt lernt. Es ist Altenpflege ungefähr, wenn man nicht weiß, was man lernen möchte, dann lernt man Altenpflege. Also es werden so viele Leute in der Altenpflege ausgebildet, die ich da nicht ausbilden würde. Die Qualität, die lässt manchmal sehr (unv. zu leise). (…). Dann wundere ich mich "Mein Gott noch mal!" Schrecklich eigentlich, nicht." (Pflegekraft ohne Migrationshintergrund, Teilnehmerin 3)

Infektionsgefahr (n=1)

Explikation:
Diese Kategorie ist dann zu wählen, wenn eine interviewte Person als negativen Aspekt der altenpflegeri-schen Tätigkeit den möglichen körperlichen Schaden durch infizierte Gegenstände oder durch Umgang mit infizierten Bewohner/-innen nennt.

Beispiel:
" Außerdem die Gefahr, wenn man sich an eine Spritze einsteckt. (emm) Wenn man (emm) wenn man sich selber infizieren könnte, weil Bewohnern die MSRA haben oder einfach Infektionskrankheiten, die man man durch die intensiven Kontakt zum Bewohner hat, die man sich selber aussetzt."(Pflegekraft mit Migrationshintergrund, Teilnehmerin 2)

Tod der Bewohner/-innen (n=1)

Explikation:
Ist der Tod von Bewohner/-innen als negativer Aspekt der zu interviewten Person zu nennen, dann ist diese Kategorie zu wählen. In diesem Fall bedeutet Verlust der Bewohner den Tod einer nahstehenden Person.

Abgrenzung:
Wenn es nicht explizit um die Belastungen in Bezug auf Verlust der Bewohner/-innen geht, sondern um allgemeine psychische Belastungen während der Ausübung des Berufes, dann ist nicht diese Kategorie zu wählen, sondern Kategorie "Belastungen".

Beispiel:
" Wenn halt ein Bewohner stirbt. Ich weiß noch, wo meine erste Bewohnerin in meiner Ausbildung, die ich intensiv betreut hatte, vom ersten Tag als sie da war, als sie starb. Also das war für mich (emm) da muss ich mich echt zusammen nehmen, nicht zu weinen, ganz ehrlich. Das hat für mich ganz schlimm! weil ich sie wirklich ins Herz geschlossen und dann auf einmal diesen Menschen dann nicht mehr da zu haben, na."(Pflegekraft mit Migrationshintergrund, Teilnehmerin 2)

Abneigung gegen die direkte Pflege (n=1)
Explikation:
Wenn eine interviewte Person eine Abneigung gegen die direkte Pflege äußert, dann ist diese Kategorie zu wählen.

Beispiel:
" Was mich nie interessiert hat, war die Pflege an sich. Ja, deswegen habe ich die Waschstraßen morgens gehasst, tue ich immer noch, muss ich gestehen."(Pflegekraft mit Migrationshintergrund, Teilnehmerin 1)

Physische und psychische Belastungen (n=4)
Explikation:
Wenn eine interviewte Person als negativen Aspekt der altenpflegerischen Tätigkeit physische oder psychische Belastungen nennt, dann ist diese Kategorie zu wählen. Belastungen beziehen sich hier auf körperliche Anstrengungen (Heben, Tragen, Waschen) und psychische Belastungen.

Abgrenzung:
Wenn aber von körperlichen Schäden durch infizierte Gegenstände oder Bewohner/-innen die Rede ist, dann ist nicht diese Kategorie zu wählen, sondern die Kategorie " Infektionsgefahr ".

Beispiel:
" dagegen sprach für mich auch, dass ich gedacht habe, dass es halt sehr belastend, so. Ertmal Rücken, Psyche."(Pflegekraft ohne Migrationshintergrund, Teilnehmerin 1)

Faktoren für Altenpflegeberuf *Explikation:* Wenn eine interviewte Person äußert,	- Interesse an der Pflege - Interesse an Medizin - Verwendung von Kenntnissen für eigene Gesundheit

113

dass bei der Berufswahl etwas für die Altenpflege sprach, dann ist diese Kategorie zu wählen.
Abgrenzung:
Werden hingegen negative Aspekte des Altenpflegeberufes genannt, dann soll die Kategorie "Faktoren gegen Altenpflegeberuf" kodiert werden.

- Team
- Helfen zu können
- Alte Menschen verstehen
- Entfernung zum Wohnort
- Einfacher Beruf
- Berufsaussichten
- Arbeitszeiten
- Vergütung während der Ausbildung
- Dauer der Ausbildung

Interesse an der Pflege (n=2)
Explikation:
Wenn eine interviewte Person pflegerische Tätigkeiten als positiver Aspekt des Altenpflegeberufes nennt, dann ist diese Kategorie zu wählen.
Abgrenzung:
Wenn jedoch vom Interesse an medizinischen Aspekten des Berufes die Rede ist, dann ist nicht diese Kategorie, sondern Kategorie "Interesse an Medizin" zu wählen.
Beispiel:
"(...) als ich noch in der Schule war und mich hat´s schon immer die Pflege interessiert."(Pflegekraft mit Migrationshintergrund, Teilnehmerin 2)

Interesse an Medizin (n=3)
Explikation:
Wenn eine interviewte Person medizinische Faktoren der Altenpflege als positiven Aspekt dieses Berufes angibt, dann ist diese Kategorie zu wählen.
Abgrenzung:
Wenn jedoch vom Interesse an der pflegerischen Tätigkeit die Rede ist, dann ist nicht diese Kategorie, sondern die Kategorie "Interesse an Pflege" zu wählen.
Beispiel:
" Also einzige, was ich halt interessant fand, war der medizinische Aspekt, also ich fand halt die ganze Erkrankungen total spannend, die ganze Anatomie, Physiologie."(Pflegekraft mit Migrationshintergrund, Teilnehmerin 1)

Verwendung von Kenntnissen für eigene Gesundheit (n=1)
Explikation:

Diese Kategorie wird kodiert, wenn eine interviewte Person meint, dass sie die gewonnenen Kenntnisse in der altenpflegerischen Ausbildung für die eigene Gesundheit oder für die Gesundheit ihrer Familie und Freunde verwenden kann.

Beispiel:

"Das ist halt zum Beispiel etwas, was ich mit Profit meine, den man aus seinem Beruf dann zieht oder dass ich genau weiß, wenn ich dann irgendwann ne Familie habe, wie ich meine Kinder ernähren muss, damit es vernünftig ist. (...) ich denke das sind schon noch Unterschiede zwischen Allgemeinbevölkerung, die nicht in medizinischem Bereich tätig ist und Leute, die in der Pflege oder in der Medizin sozialisiert sind." (Pflegekraft mit Migrationshintergrund, Teilnehmerin 1)

Team (n=1)

Explikation:

Wenn eine interviewte Person äußert, dass für die Ausübung des Pflegeberufes gute Verhältnisse im Team sprachen, dann ist diese Kategorie zu wählen.

Beispiel:

" Also mein Glück war, da wo ich, da wo ich meine erste Schritte gemacht habe in der Altenpflege, also die Umgebung, die Kollegen waren richtig toll. Die haben Unterstützung gegeben."(Pflegekraft mit Migrationshintergrund, Teilnehmerin 3)

Helfen zu können (n=2)

Explikation:

Diese Kategorie ist dann zu wählen, wenn eine interviewte Person erzählt, dass sie den Menschen gerne hilft und das als Grund für die Ausübung des Pflegeberufes ansieht.

Abgrenzung:

Wenn es aber um das gute Verständnis für die alten Menschen geht, dann ist nicht diese Kategorie zu wählen, sondern die Kategorie "Verstehen mit alten Menschen".

Beispiel:

" Der Mensch, die Krankheiten und da etwas bewegen zu können, helfen zu können und mich da einzubringen, das hat mir immer sehr viel Freude gemacht bis jetzt."(Pflegekraft ohne Migrationshintergrund, Teilnehmerin 2)

Alte Menschen verstehen (n=4)

Explikation:

Wenn eine interviewte Person äußert, dass sie die alten Menschen gut verstehen kann und das als Grund für die Ausübung des Pflegeberufes ansieht, dann ist diese Kategorie zu wählen.

Abgrenzung:

Wenn aber das Helfen der alten Menschen im Vordergrund steht, dann ist nicht diese Kategorie zu wählen, sondern die Kategorie "Helfen zu können".

Beispiel:

" ich hab auch ein guter Draht zu älteren Menschen. Hab ich immer gehabt, auch als ich kleineres Kind war habe ich mich immer gut unterhaltet mit älteren Leuten und ich konnte mich immer gut mit den artikulieren und das ist vielleicht eines der Gründe. "(Pflegekraft mit Migrationshintergrund, Teilnehmerin 2)

Entfernung zum Wohnort (n=1)

Explikation:

Wenn eine interviewte Person angibt, dass der Grund für die Ausübung des Pflegeberufes an der nahen Lage des Arbeitsortes zum Wohnort liegt, dann ist diese Kategorie zu wählen.

Beispiel:

" Also für diesen Beruf erstmal, dass der so dicht an Zuhause dran war. "(Pflegekraft ohne Migrationshintergrund, Teilnehmerin 2)

Einfacher Beruf (n=1)

Explikation:

Diese Kategorie ist dann zu wählen, wenn eine interviewte Person die Altenpflege als einfachen Beruf bezeichnet und das als Grund für die Ausübung der pflegerischen Tätigkeit äußert.

Beispiel:

"ja und da ich meine mit der Pflege war eben auch relativ einfach. Die suchten Leute, man kriegt den Ausbildungsplatz und so, ja. Ja, also war war, wirkte auf mich irgendwie unkomplizierter" (Pflegekraft ohne Migrationshintergrund, Teilnehmerin 1)

Berufsaussichten (n=2)

Explikation:

Wenn eine interviewte Person den positiven Aspekt der Altenpflege in guten Berufschancen sieht, dann ist diese Kategorie zu wählen.

Beispiel:

" vor allem man hatte diese Chancen, vor allem in der Pflegeberuf, ne. Es gibt ja ständig alte Menschen, alte Menschen sterben ja nicht aus, wenn ich das sagen darf. (emm) Man kann sich immer fortbewegen in diesem Beruf."(Pflegekraft mit Migrationshintergrund, Teilnehmerin 2)

Arbeitszeiten (n=1)

Explikation:

Wenn eine interviewte Person äußert, dass für die Ausübung des Pflegeberufes gute Arbeitszeiten sprachen, dann ist diese Kategorie zu wählen.

Beispiel:

" Also für diesen Beruf sprach einfach, dass man gute Zeiten hatte."(Pflegekraft mit Migrationshintergrund, Teilnehmerin 2)

"Man hat dann zwar Schichten von morgens um sechs bis 14 Uhr, aber dann die ganze Nachmittag frei zum Beispiel." (Pflegekraft mit Migrationshintergrund, Teilnehmerin 2)

Vergütung während der Ausbildung (n=1)

Explikation:

Wenn eine interviewte Person äußert, dass der Grund für die Ausbildung an der guten Vergütung lag, dann ist diese Kategorie zu wählen.

Beispiel:

" ich hab das halt angefangen und war eben auch so war mit Ausbildungsvergütung. Das fand ich auch sehr gut. " (Pflegekraft ohne Migrationshintergrund, Teilnehmerin 1)

Dauer der Ausbildung (n=1)

Explikation:

Diese Kategorie ist dann zu wählen, wenn eine interviewte Person als positiven Aspekt der Altenpflege die kurze Ausbildungsdauer nennt.

Abgrenzung:

Wenn die Person ihre Berufswahl mit leichter Ausbildung begründet, dann ist nicht diese Kategorie, sondern Kategorie "einfacher Beruf" zu wählen.

Beispiel:

"im Grunde genommen war das da zwei Jahre. Das hat mir dann auch gefallen, dass es überschaubar war und so." (Pflegekraft ohne Migrationshintergrund, Teilnehmerin 1)

2. Ressourcen und Belastungen am Arbeitsplatz

2.1 Wenn Sie an Ihren Alltag denken, was können Sie als positiv und 2.2 als negativ in Ihrem Beruf bezeichnen?

2.2 In welchen Situationen fühlen Sie sich durch Ihre Arbeitsausübung belastet 2.1 oder umgekehrt positiv beeinflusst?

2.1 Welche weiteren positiven Seiten sehen Sie an Ihrem Beruf?

2.2 Welche weiteren negativen Seiten/Belastungen nehmen Sie wahr?

2.1 Ressourcen am Arbeitsplatz

Variablen (Kategorien)	Ausprägungen (Unterkategorien)
Personale Ressourcen	- Alter
Explikation:	- Positive Einstellungen

Wenn eine interviewte Person über persönliche Eigenschaften erzählt, die ihr im Alltag helfen, dann ist diese Kategorie zu wählen.

Abgrenzung:

Ist jedoch nicht von privaten Eigenschaften der Person die Rede, sondern von einem guten Gefühl durch die Arbeit mit Bewohner/-innen, dann ist nicht diese Kategorie, sondern die Kategorie "Ressourcen im Umgang mit Bewohner/-innen" zu wählen.

- Trennung von Arbeit und Privatleben

Alter (n=1)

Explikation:

Diese Kategorie ist dann zu wählen, wenn eine interviewte Person der Meinung ist, dass sie aufgrund gesammelter Erfahrungen mit dem Alter den Belastungen besser wiederstehen oder den Stress besser bearbeiten kann.

Beispiel:

"(…) da merke ich jetzt an mir selber, je älter ich werde, je länger ich hier bin, dass dass ich das [Tragen von der Verantwortung] regeln kann. Also, dass das besser wird von Zeit zurzeit. Dass ich orientierter bin, dass ich (emm), ja dass ich mehr Erfahrung habe, so." (Pflegekraft ohne Migrationshintergrund, Teilnehmerin 2)

Trennung von Arbeit und Privatleben (n=1)

Explikation:

Wenn eine interviewte Person äußert, dass sie aufgrund ihres Charakters oder ihrer persönlichen Eigenschaften ihre Arbeit nicht als belastend oder stressig wahrnimmt, dann ist diese Kategorie zu kodieren.

Abgrenzung:

Ist es von einer positiven Betrachtungsweise die Rede, dann soll nicht diese Kategorie, sondern die Kategorie "Positive Einstellungen" ausgewählt werden.

Beispiel:

"Weiß ich nicht, das konnte ich immer schon gut. Ich lasse das alles nicht so Doll an mich ran kommen. Also es ist nicht, dass ich jetzt oberflächlicher Mensch bin, in dem mir die alten Leute oder Patienten nichts bedeuten, das nicht. Aber, das ist für mich ne Arbeit und fertig, aus (!)" (Pflegekraft ohne Migrationshintergrund, Teilnehmerin 3)

Positive Einstellungen (n=2)

Explikation:

Diese Kategorie wird gewählt, wenn eine interviewte Person über ihre positiven Einstellungen im Alltag erzählt.

Abgrenzung:

Ist vom im Alltag Erlernten positiven Umgang mit Menschen die Rede, dann ist nicht diese Kategorie, sondern die Kategorie "Trennung von Arbeit und Privatleben" zu kodieren.

Beispiel:

"(…) also ich bin auch Mensch, der gerne lächelt und ich habe immer das Gefühl, ja die sind… den geht halt nicht gut und also ich muss ich den halt irgendwie ein bisschen SONNE mitbringen, ja sagen

Ressourcen im Umgang mit Bewohner/-innen	
	wir es mal so. Und das macht selber einem selbst ein gute Laune." (Pflegekraft mit Migrationshintergrund, Teilnehmerin 1)
	" Also ich bin schon optimistisch (…)" (Pflegekraft mit Migrationshintergrund, Teilnehmerin 3)

Ressourcen im Umgang mit Bewohner/-innen

Explikation:
Diese Kategorie ist dann zu wählen, wenn eine interviewte Person sich über die Ereignisse im Umgang mit Bewohner/-innen äußert, die sie als positiv im Alltag erlebt hat.

Abgrenzung:
Geht es jedoch nicht ausschließlich um die Bewohner/-innen, sondern um positive Erfahrungen mit der Institution dann ist nicht diese Kategorie, sondern die Kategorie "Institutionelle Ressourcen" zu wählen

- Helfen den Bewohner/-innen
- Dankbarkeit von Menschen
- Direkte Arbeit mit Bewohner/-innen

Helfen den Bewohner/-innen (n=6)

Explikation:
Diese Kategorie ist zu kodieren, wenn eine interviewte Person äußert, dass sie ein gutes Gefühl bekommt, wenn sie den Menschen (Bewohner/-innen) hilft.

Abgrenzung:
Wenn es jedoch um die Dankbarkeit der Bewohner/-innen für die Hilfe geht, dann ist nicht diese Kategorie, sondern Kategorie "Dankbarkeit von Menschen" zu wählen.

Beispiel:
" Und (emm), ja dass man viel positives entgegen kommt, in dem Sinne, dass die Menschen mir sagen, dass sie sich freuen, wenn ich komme und dass sie sich gerne von mir pflegen lassen (…)." (Pflegekraft ohne Migrationshintergrund, Teilnehmerin 3)
"Also man ist in der Position, wo man was Gutes tun kann (…)" (Pflegekraft mit Migrationshintergrund, Teilnehmerin 1)

Dankbarkeit von Menschen (n=2)

Explikation:
Wenn eine interviewte Person äußert, dass auf ihre Hilfe die Bewohner/-innen mit Dankbarkeit antworten, dann ist diese Kategorie zu wählen.

Abgrenzung:
Wenn es jedoch um das gute Gefühl als Resultat der angebotenen Hilfe geht, dann ist nicht diese Kategorie, sondern die Kategorie "Helfen den Bewohner/-innen" zu wählen.

Beispiel:
" (…) es kommt immer ein wirklich was dankbares, ehe, etwas Dankbares zurück, von wegen "ah ja, Schwester, O... Sie sind immer nett und so lieb und so trallala und sie machen das immer ganz besonderes toll und emm...."" (Pflegekraft mit Migrationshintergrund, Teilnehmerin 1)

Direkte Arbeit mit Bewohner/-innen (n=3)

Explikation:
Wenn eine interviewte Person äußert, dass sie den direkten Kontakt mit den Bewohner/-innen als positiv

	empfindet, dann ist diese Kategorie zu wählen.
	Abgrenzung:
	Wenn die Person ein gutes Gefühl bekommt, nach dem sie jemanden geholfen hat, dann ist nicht diese Kategorie, sondern die Kategorie "Helfen den Bewohner/-innen" zu wählen.
	Beispiel:
	"Positiv, dass ich mich viel bewegen kann. Ich bin Mensch, ich kann nicht gerne gerne Büroarbeit. Ich bin lieber direkt am Bewohner oder am Patienten." (Pflegekraft ohne Migrationshintergrund, Teilnehmerin 3)
Institutionelle Ressourcen	
Explikation:	

Diese Kategorie wird kodiert, wenn die Interviewteilnehmerin über die positive Erlebnisse mit ihrer Institution erzählt.	- Selbstständig entscheiden
	     - Schichtsystem-positiv
	     - Ruhige Arbeitsweise

Abgrenzung:	**Selbstständig entscheiden (n=2)**
Ist von den Erlebnissen außerhalb der Institution die Rede, dann ist nicht diese Kategorie, sondern die neue Unterkategorie unter der Kategorie " Ressourcen am Arbeitsplatz " zu kodieren.	*Explikation:*
	Wenn eine interviewte Person äußert, dass sie es als positiv im Alltag sieht, selbstständig Entscheidungen treffen zu können, dann ist diese Kategorie zu wählen.
	Beispiel:
	" (…) und dann halt aktiv, ja einfach die Ruhe zu behalten und dann diejenige sein zu dürfen, die die Einweisungen gibt und macht und sagt "ja, das und das muss jetzt gemacht werden" und das ist schon echt ein befriedigendes Gefühl irgendwo." (Pflegekraft mit Migrationshintergrund, Teilnehmerin 1)
	Schichtsystem-positiv (n=3)
	Explikation:
	Diese Kategorie ist dann zu wählen, wenn eine interviewte Person das Schichtsystem als positive Seite ihres Berufes ansieht.
	Abgrenzung:
	Wird das Schichtsystem als negativ empfunden, dann ist nicht diese Kategorie, sondern die Kategorie "Schichtsystem- negativ" zu wählen.
	Beispiel:
	"(…) und dass ich eben die Arbeitszeiten gefallen mir sehr gut, Früh- und Spätdienst. Das gefiel mir sehr gut, vor allem damals als meine Kinder klein waren, konnte, habe ich, ja noch Vollzeit gearbeitet und das war immer ganz bequem für mich. Da war ich Nachmittag Zuhause in der Frühschicht Woche, konnte alles regeln. Und sonst hatte morgens eben alles fertig machen können und die Arbeitszeiten hatten mir auch immer sehr gut gefallen. (Pflegekraft ohne Migrationshintergrund, Teilnehmerin 3)
	Ruhige Arbeitsweise (n=1)
	Explikation:

Wenn eine interviewte Person äußert, dass sie die in ihrer Institution vorgenommene Arbeitsweise gut findet, dann ist diese Kategorie zu wählen.

Beispiel:

"(…) wo ich jetzt arbeite haben wir das gewisse Hinsicht so durchgesetzt, dass dass eben, dass das nicht so fließbandmäßig gehen kann. (…)Und das finde ich irgendwie ziemlich gut, weil das ist wirklich, da hat man dann richtig was in der Hand, dass man eben bei dieser, dieser "Alles schneller alles besser" nicht so mitmachen muss. Das finde ich halt sehr gut. " (Pflegekraft ohne Migrationshintergrund, Teilnehmerin 3)

2.2 Belastungen am Arbeitsplatz	
Variablen (Kategorien)	**Ausprägungen (Unterkategorien)**
Belastungen durch Teamarbeit *Explikation:* Wenn eine interviewte Person äußert, dass sie durch ihre Arbeitskollegen belastet ist, dann ist diese Kategorie zu kodieren. *Abgrenzung:* Geht es aber darum, dass die Kollegen eher die Ursache für die erlebten Belastungen darstellt, dann soll die Kategorie "Ursachen für die Belastungen" gewählt werden.	- Wenig Mitarbeit von Kollegen - Wenig Anerkennung durch Kollegen - Belastungen aufgrund von sprachlichen Problemen - Belastungen aufgrund diverser Sichtweisen Wenig Mitarbeit von Kollegen (n=1) *Explikation:* Diese Kategorie wird kodiert, wenn die Interviewteilnehmerin den Mangel an Mitarbeit der Kollegen als Belastung erlebt. *Beispiel:* "(…) also es belastet mich, dass die Kollegen manchmal nicht überlegen. Also sie könnten sich besser organisieren, aber das kann ich nicht erwarten" (Pflegekraft mit Migrationshintergrund, Teilnehmerin 3) Wenig Anerkennung durch Kollegen (n=2) *Explikation:* Diese Kategorie wird kodiert, wenn die Interviewteilnehmerin äußert, dass sie sich durch mangelnde Anerkennung seitens der Kollegen belastet fühlt. *Beispiel:* "(…) die Kolleginnen waren dort schon Jahrelang und die haben mich nie richtig akzeptiert, nie! Da gab es immer Lästereien und Zickereien " (Pflegekraft mit Migrationshintergrund, Teilnehmerin 2) Belastungen aufgrund von sprachlichen Problemen (n=1) *Explikation:* Wenn eine interviewte Person meint, dass sie aufgrund sprachlicher Probleme im Team belastet ist, dann ist diese Kategorie zu wählen. *Abgrenzung:*

Ist von den durch unterschiedlichen kulturellen Hintergrund verursachten Sichtweisen die Rede, dann ist nicht diese Kategorie, sondern die Kategorie "Andere Sichtweisen" zu kodieren.

Beispiel:

"(...) also wenn ein deutsche mit einem deutsche spricht, dann ist schon auch/ gibt´s Missverständnisse. Wenn ich nicht richtig oder nicht ausreichend gut genug deutsch spreche, dann kann noch zu größeren Missverständnissen kommen, ne." (Pflegekraft mit Migrationshintergrund, Teilnehmerin 3)

Belastungen aufgrund diverser Sichtweisen (n=1)

Explikation:

Diese Kategorie ist dann zu wählen, wenn eine interviewte Person der Meinung ist, dass der Grund für die Missverständnisse im Team und somit für ihre Belastungen durch Arbeitskollegen an möglichen verschiedenen Sichtweisen liegt.

Beispiel:

"Und letztendlich ich habe andere Bild als zum Beispiel du oder jemand andere und wenn ich jemandem eine Krankheit/ ein Bild von Krankheit beschreibe, dann in meinen Augen sieht es anderes aus, als bei jemand anderen, na. Und dann kann zu Missverständnissen kommen, na." (Pflegekraft mit Migrationshintergrund, Teilnehmerin 3)

Alleine arbeiten zu müssen

- Keine seelische Unterstützung am Arbeitsplatz
- Belastungen aufgrund des Personalmangels
- Kein Verlass auf den Dienstplan
- Keine Pause
- Zeitdruck
- Leistungsdruck
- Dokumentationsarbeit
- Schichtsystem-negativ
- Verantwortung übernehmen
- Viel Laufen
- Mehrere Aufgaben gleichzeitig erledigen
- Belastungen mit dem Schwerpunkt Heben und Tragen

Alleine arbeiten zu müssen (n=1)

Explikation:

Diese Kategorie ist dann zu wählen, wenn eine interviewte Person es als belastend äußert, dass sie bei der Arbeit auf sich allein gestellt ist.

Organisationsbedingte Arbeitsbelastungen

Explikation:

Diese Kategorie wird kodiert, wenn die Interviewteilnehmerin der Meinung ist, dass sie durch organisatorische Bedingungen in ihrer Institution belastet ist.

Abgrenzung:

Sind die Belastungen durch den Umgang mit Arbeitskollegen oder Bewohner/-innen entstanden, dann ist nicht diese Kategorie, sondern die Kategorien " Belastungen durch Teamarbeit" oder " Belastungen im Umgang mit Bewohner/-innen" zu wählen. Werden die organisatorischen Bedingungen als Ursache von den

Belastungen genannt, dann soll die Kategorie "Ursachen für die Belastungen" kodiert werden.	*Abgrenzung:* Geht es jedoch um die Verantwortung für die Bewohner/-innen oder Kollegen, die man alleine tragen muss, dann ist nicht diese Kategorie, sondern die Kategorie "Verantwortung zu übernehmen" zu wählen. *Beispiel:* " (…) man ist eigentlich immer auf sich alleine gestellt. Klar kann man sich Kollegen dazu holen, also wenn es gar nicht anders geht, aber das ist die anderen holst du auch aus der Arbeit raus, ne, das kann man auch nicht immer machen. Und schon zu sehen, dass man irgendwie alleine klar kommt." (Pflegekraft mit Migrationshintergrund, Teilnehmerin 1) Keine seelische Unterstützung am Arbeitsplatz (n=1) *Explikation:* Diese Kategorie wird dann kodiert, wenn eine Interviewteilnehmerin es als belastend äußert, dass sie keine psychische(seelische) Unterstützung am Arbeitsplatz erhält. *Beispiel:* "(…) es gibt nichts für die Pflegekräfte, also ich hab zuminestens nicht kennengelernt, dass man wo man hin gehen kann und sich mal (emm) ausheulen kann, so nach dem Motto, ja, wo man wirklich ein bisschen seelische Unterstützung bekommt. Im Gegenteil, man ist halt immer die Melkkuh. Von Seiten der Angehörigen, der Patienten, und der Pflegedienstleitung." (Pflegekraft mit Migrationshintergrund, Teilnehmerin 1) Belastungen aufgrund des Personalmangels (n=1) *Explikation:* Diese Kategorie ist dann zu kodieren, wenn eine interviewte Person aufgrund des Personalmangels belastet ist. *Beispiel:* "Das Problem ist, zu wenig Personal. Das Personal, auch was auch hier ist, merke ich ja auch, sie sind teilweise die Vollzeitkräfte einfach überlastet, so." (Pflegekraft ohne Migrationshintergrund, Teilnehmerin 3) Kein Verlass auf den Dienstplan (n=2) *Explikation:* Wenn eine interviewte Person angibt, dass sie sich auf dem Dienstplan nicht verlassen kann und ständig an ihren freien Tagen arbeiten oder Überstunden machen muss, dann ist diese Kategorie zu wählen. *Abgrenzung:* Wenn jedoch vom negativen Empfinden des Schichtsystems die Rede ist, dann ist nicht diese Kategorie, sondern Kategorie "Schichtsystem-negativ" zu wählen. *Beispiel:*

"Also die Tatsache, dass du nie 100 prozentig weißt, bleibt es bei den Diensten, man muss permanent einspringen, grade in der Altenpflege. Ist man frei? ist nicht frei, sagen wir es mal so. Du musst immer damit rechnen, dass du angerufen wirst. " (Pflegekraft mit Migrationshintergrund, Teilnehmerin 1)

Keine Pause (n=2)
Explikation:
Diese Kategorie wird kodiert, wenn die Interviewteilnehmerin beklagt, dass sie keine wirklichen Pausen auf der Arbeit hat.
Abgrenzung;
Ist es von der mangelnden Zeit die Rede, dann ist nicht diese Kategorie, sondern Kategorie "Zeitdruck" zu kodieren.
Beispiel:
"Also mein erlegen ist auch, ich kann da nicht raus, dadurch dass es so ne WG ist das ist eben auch der Nachteil (lachend) vielleicht. Wir haben kein Raum, wo wir uns zurückziehen können und auch keine wirkliche Pause in dem Sinne. Also wir machen zwar Pause, aber man muss immer ein Ohr haben, was passiert da, wir gehen trotzdem ans Telefone." (Pflegekraft ohne Migrationshintergrund, Teilnehmerin 1)

Zeitdruck (n=2)
Explikation:
Diese Kategorie wird kodiert, wenn die Interviewteilnehmerin es als belastend äußert, dass sie dem Zeitdruck auf die Arbeit nicht gewachsen ist.
Abgrenzung;
Wenn es jedoch darum geht, dass die Aufgaben schnell erledigt werden müssen, dann ist nicht diese Kategorie, sondern Kategorie "Leistungsdruck" zu wählen.
Beispiel:
"Wir haben auch hier sehr viel wechselndes Personal, was immer wieder eingearbeitet werden muss, das finde ich auch nicht gut.(…) weil immer mehr eigearbeitet werden muss, weniger Zeit." (Pflegekraft ohne Migrationshintergrund, Teilnehmerin 3

" Also do diese Sache, was mir auch tierisch auf den Nerven ging war, dass man permanenten Stress ausgesetzt wirst. (…) man hat ja schon echten Zeitdruck (…)."(Pflegekraft mit Migrationshintergrund, Teilnehmerin 1)

Leistungsdruck (n=2)
Explikation:
Diese Kategorie wird kodiert, wenn die Interviewteilnehmerin es als belastend empfindet, dass sie die

Aufgaben schnell erledigen muss.

Abgrenzung:

Wenn es jedoch darum geht, dass die Aufgaben in der kurzen Zeit erledigen werden müssen, dann ist nicht diese Kategorie, sondern die Kategorie "Zeitdruck" zu wählen. Wenn die Person äußert, dass sie mehrere Aufgaben gleichzeitig erledigen muss, dann ist die Kategorie "Mehrere Aufgaben gleichzeitig erledigen" zu wählen.

Beispiel:

" Ich bin schneller Mitarbeiter, muss ich ganz ehrlich sagen (…). Und trotzdem ist es, denke ich mal, für viele noch nicht schnell genug oder so und das finde ich einfach unmöglich, muss ich sagen. Das gefehlt mir nicht. (…)Also, man hat immer den Druck im Nacken." (Pflegekraft ohne Migrationshintergrund, Teilnehmerin 3)

"Ja, belastend finde ich, wenn man morgen schon zur Arbeit komme/ ich kriege jetzt von hier und dann so ungefähr so zack zack, ne. Auf Uhr gucken, geht`s aber los hier." (Pflegekraft ohne Migrationshintergrund, Teilnehmerin 3)

Dokumentationsarbeit (n=3)

Explikation:

Wenn eine interviewte Person die Dokumentationsarbeit als belastend empfindet, dann ist diese Kategorie zu kodieren.

Beispiel:

"(…) heutzutage Altenpflege ist sehr mit Dokumentation verbunden. Also man muss viel mehr sich irgendwie organisieren als früher. (…) Also jetzt, wenn du anfängst, du musst das einfach in einem Fingerchen haben, ne. Also sagen wie so, wenn du auf einen Bewohner guckst, dann musst du als Gesamtheit das sehen. Und ganze Papiere und Ausfüllen und und das sind so Ketten." (Pflegekraft mit Migrationshintergrund, Teilnehmerin 3)

Schichtsystem-negativ (n=3)

Explikation:

Diese Kategorie ist dann zu wählen, wenn eine interviewte Person das Arbeiten im Schichtsystem als belastend empfindet.

Abgrenzung:

Wird das Schichtsystem positiv empfunden, dann ist nicht diese Kategorie, sondern die Kategorie "Schichtsystem- positiv" zu wählen.

Beispiel:

" Also du kannst keine vernünftigen Hobbys ausführen oder ausüben, weil du immer wieder mal verschiedene Dienste hast, also Früh, Spät, Nacht, was auch immer, und du kannst halt nicht an einem, oder is mir zumindest nie gewährt worden, dass ich jeden Dienst, meinetwegen, immer Frühdienst hatte, um halt bestimmte Hobbys auszuführen. Also das hat mich immer genervt." (Pflegekraft mit Migrationshintergrund, Teilnehmerin 1)

Verantwortung übernehmen (n=3)

Explikation:

Wenn eine interviewte Person es als belastend empfindet, dass sie bei der Arbeit die Verantwortung übernehmen muss, dann ist diese Kategorie zu wählen.

Abgrenzung:

Wenn die Person es aber als belastend empfindet, dass sie die Rolle der Angehörigen oder deren Verantwortung übernehmen muss, dann ist nicht diese Kategorie, sondern die Kategorie "Die Aufgaben von Angehörigen übernehmen" zu wählen.

Beispiel:

" (...) ich finde auch die Verantwortung, die man da hat, das ist teilweise auch sehr belastend. Also, dass da irgendwie die Angehörige, die Leute sind nicht immer greifbar (...) und dann fragen sie eher mich dann " was sollen wir tun?" und man muss dann irgendwelche Entscheidungen treffen, die man vielleicht gar nicht wirklich treffen will (...)" (Pflegekraft ohne Migrationshintergrund, Teilnehmerin 1)

"(...) Schwierigkeiten alleine als Schichtleitung, ich bin ja Schichtleitung examiniert, ich gelte als examinierte Fachkraft, (emm) so alleine als Schichtleitung im Team die Verantwortung zu haben." (Pflegekraft ohne Migrationshintergrund, Teilnehmerin 2)

Viel Laufen (n=2)

Explikation:

Wenn eine interviewte Person es als belastend empfindet, dass sie bei der Arbeit viel laufen muss, dann ist diese Kategorie zu kodieren.

Beispiel:

" (...) ich merke manchmal, dass ich dann so hin und her laufe und auf einmal (lachend) außer Atem komme so. Dann denke ich, das finde ich belastend, ne." (Pflegekraft ohne Migrationshintergrund, Teilnehmerin 1)

"Also wirklich, du rennst dir die Beine in den Bauch (...)" (Pflegekraft mit Migrationshintergrund, Teilnehmerin 1)

Mehrere Aufgaben gleichzeitig erledigen (n=3)

Explikation:

Diese Kategorie wird kodiert, wenn die Interviewteilnehmerin es als belastend empfindet, dass sie viele Aufgaben gleichzeitig erledigen muss.

Abgrenzung:
Ist vom schnellen Erledigen der Aufgaben die Rede, dann soll die Kategorie "Leistungsdruck" gewählt werden.

Beispiel:
" Das ist halt...also da hast du ein auf der Toilette, den anderen willst du gleichzeitig schon mal raus holen oder schon mal irgendwie im Bett fertig machen oder was auch immer, dann klingelt der, dann...Also man muss ja irgendwie koordinieren. Es ist halt echt anstrengend." (Pflegekraft mit Migrationshintergrund, Teilnehmerin 1)

Belastungen mit dem Schwerpunkt Heben und Tragen (n=3)
Explikation:
Wenn eine interviewte Person äußert, dass sie sich durch Anheben oder Tragen vom Bewohner/-innen belastet fühlt, dann ist diese Kategorie zu kodieren.

Beispiel:
" Oder auch es kommt halt tatsächlich schon mal vor auch dass ich da irgendwie merke, irgendwas, was ich da grad gemacht hab, das war jetzt echt nicht gut für den Rücken, ne. Also ich hab dann doch wieder irgendjemanden gehoben oder versetzt" (Pflegekraft ohne Migrationshintergrund, Teilnehmerin 1)

" Na, also das Heben alleine, wir haben drei, zum Schluss habe ich dann drei von 20 drei Schwergewichtige gehabt. Also Schwergewichtig meine ich über 90 Kilo (...4). Und das echt schon viel. (...) Dann hast du noch die ganzen Bettlägerigen und die wiegen halt auch, und vor allem, wenn sie sich gar nicht bewegen können. Was glaubst du, wie das auf die Schultern geht und auf die Ellbögen.." (Pflegekraft mit Migrationshintergrund, Teilnehmerin 1)

Belastungen im Umgang mit Bewohner/-innen
Explikation:
Diese Kategorie wird gewählt, wenn eine interviewte Person über die Belastungen im Umgang mit Bewohner/-innen und Angehörigen erzählt.

Abgrenzung:
Geht es nicht unmittelbar um die Bewohner/-innen oder Angehörigen oder von den Belastungen durch

Tod der Bewohner/-innen
-   Wenig Zeit für Bewohner/-innen
-   Die Aufgaben von Angehörigen übernehmen

Tod der Bewohner/-innen (n=2)
Explikation:
Diese Kategorie wird kodiert, wenn die Interviewteilnehmerin äußert, dass es ihr schwer fällt, den Tod der Bewohner/-innen zu überwinden.

Beispiel:
"Also wenn jetzt jemand zum Beispiel verstirbt (emm), da habe ich generell kein Problem mit. Das kommt doch drauf an, welcher Bewohner das war, ob du ne besondere Bindung hattest oder nicht (emm), dann geht

Arbeitskollegen die Rede, dann sind die Kategorien "Organisationsbedingte Arbeitsbelastungen" oder "Belastungen durch Teamarbeit" zu wählen.	mir manchmal auch schon privat auch nicht so, also nach Arbeitsschluss, nicht so aus dem Kopf (...5)." (Pflegekraft ohne Migrationshintergrund, Teilnehmerin 2) Wenig Zeit für Bewohner/-innen (n=1) *Explikation:* Wenn eine interviewte Person es als belastend empfindet, dass zu wenig Zeit für den Bewohner/-innen bleibt, dann ist diese Kategorie zu kodieren. *Abgrenzung:* Wenn jedoch vom Zeitmangel für das Erledigen von Aufgaben die Rede ist, dann ist nicht diese Kategorie, sondern die Kategorie "Zeitdruck" zu kodieren. *Beispiel:* " (...) jetzt also in den letzten fünf sechs Jahren so merke ich die negative Entwicklung (...).dass man wenig Zeit für den Bewohner oder Patienten hat" (Pflegekraft mit Migrationshintergrund, Teilnehmerin 3) Die Aufgaben von Angehörigen übernehmen (n=1) *Explikation:* Diese Kategorie ist dann zu kodieren, wenn eine interviewte Person es als belastend empfindet, die Aufgaben von Bewohnerangehörigen übernehmen zu müssen. *Abgrenzung:* Ist von der Verantwortungsübernahme für die Arbeitsprozesse die Rede, dann ist nicht diese Kategorie, sondern Kategorie "Verantwortung übernehmen" zu wählen. *Beispiel:* "(...) also dass man eben an den dann schon auch das übernimmt, was also weithinaus geht über Versorgung, so, was eigentlich wohl Angehöriger auch machen würden oder sollten oder deren Rolle wäre. Das aber nicht passiert und dann macht mans." (Pflegekraft ohne Migrationshintergrund, Teilnehmerin 1)

3. Veränderungen der Gesundheit

3. Wie hat sich Ihre Gesundheit während der Ausübung Ihres Berufes verändert?
- Welche Situationen hatten positive und negative Auswirkung auf Ihre Gesundheit?
- Können Sie mir von weiteren Situationen berichten? Fallen Ihnen noch mehr Aspekte ein?

3.1 Sind Sie gesundheitlich beeinträchtigt und unter welchen Erkrankung/-en leiden Sie?

3.2 Was glauben Sie, sind weitere (nicht mit Arbeit verbundene) mögliche Ursachen für Ihre Erkrankung/-en?

3. Gesundheitsveränderungen während der Arbeit

Variablen (Kategorien)	Ausprägungen (Unterkategorien)
Positive Veränderungen *Explikation:* Diese Kategorie wird kodiert, wenn	- Mehr Aufmerksamkeit für den eigenen Körper - Gesunder Lebensstil

die Interviewteilnehmerin meint, dass die Arbeit in der Altenpflege ihre Gesundheit verbessern kann oder bereits hat. *Abgrenzung:* Geht es jedoch nicht explizit um die Verbesserung der Gesundheit durch die Arbeit, dann soll die Kategorie "Helfen den Bewohner/-innen" unter der Oberkategorie "Ressourcen im Umgang mit Bewohner/-innen" gewählt werden.	Mehr Aufmerksamkeit für den eigenen Körper (n=1) *Explikation:* Diese Kategorie wird kodiert, wenn die Interviewteilnehmerin äußert, dass ihr der Altenpflegeberuf geholfen hat, besser auf ihre Gesundheit aufzupassen. *Abgrenzung:* Geht es jedoch um die konkreten Maßnahmen zur Gesundheitsverbesserung (wie z.B. Sport), dann ist nicht diese Kategorie, sondern die Kategorie "Gesunder Lebensstil" zu wählen. *Beispiel:* " (…) man weiß schon auf welche oder welche Dinge eher positiv für den Körper sind, welche Dinge eher negativ und man versucht das zumindest überwiegend schon ein bisschen auch einzuhalten. Hätte ich jetzt gar keine Ahnung von Medizin oder wäre ich nicht aus medizinischem oder pflegerischem Bereich, ja wüsste man auch ganz vieles nicht, ja. Ich finde das ist halt dann immer große Schatz, persönlicher, also der der auch gut für das eigene Leben ist." (Pflegekraft mit Migrationshintergrund, Teilnehmerin 1) Gesunder Lebensstil (n=1) *Explikation:* Wenn eine interviewte Person äußert, dass die erworbenen medizinisch/ pflegerischen Kenntnisse für bestimmte Maßnahmen zur Verbesserung der eigenen Gesundheit geholfen haben, dann ist diese Kategorie zu kodieren. *Abgrenzung:* Geht es jedoch mehr darum, dass die Kenntnisse helfen sollen, den eigenen Körper besser zu kennen, dann ist nicht diese Kategorie, sondern die Kategorie " Mehr Aufmerksamkeit für den eigenen Körper" zu kodieren. *Beispiel:* " Also es gibt viel, die in der Pflege anfangen zu rauchen und Kaffee zu trinken. Ich habe damit nie angefangen. Also Kaffee trinke ich nach wie vor eher seltener (lachend).Nein, also positiv verändert schon, weil ich genau weiß, worauf ich achte und ich brauche ein Ausgleich, das heißt ich mache dadurch auch irgendwo dann abends Sport, was ich sonst vielleicht nicht gemacht hätte (…)." (Pflegekraft mit Migrationshintergrund, Teilnehmerin 1)
Keine Veränderungen *Explikation:* Wenn eine interviewte Person der Meinung ist, dass ihre Gesundheit sich im Laufe der Arbeit weder verschlechtert, noch verbessert hat, dann ist	- Keine Veränderungen allgemein - Keine langfristigen Veränderungen Keine Veränderungen allgemein (n=1) *Explikation:* Diese Kategorie ist dann zu kodieren, wenn eine interviewte Person äußert, dass ihre Gesundheit während

dieser Kategorie zu selektieren.	der Arbeit in der Altenpflege konstant geblieben ist und sie an keiner Erkrankung leidet. *Abgrenzung:* Werden nur die einzelnen Krankheitsbilder von den am meisten verbreiteten chronischen Erkrankungen in der Altenpflege verneint, dann ist nicht diese Kategorie, sondern die Kategorie " Keine langfristigen Veränderungen" zu wählen. *Beispiel:* " Ich lass doch gar nicht so an mich ran kommen. Ich habe kein Problem mit. Also ich hab nix, Gott sei Dank." (Pflegekraft ohne Migrationshintergrund, Teilnehmerin 3) Keine langfristigen Veränderungen (n=1) *Explikation:* Wenn eine interviewte Person äußert, dass sie an keinen chronischen/ lang andauernden Krankheiten leidet, und somit der Meinung ist, dass ihr Gesundheitszustand sich im Laufe der Arbeitszeit nicht verschlechtert hat, dann ist diese Kategorie zu kodieren. *Abgrenzung:* Ist es von den keinen Veränderungen im generellen Sinne die Rede, dann soll die Kategorie "Keine Veränderungen allgemein" kodiert werden. *Beispiel:* " Jetzt ich hab also keine chronische Krankheiten, kein Diabetes und sonstiges. Ich war auch noch nie im Krankenhaus wegen (ähh) irgendwelchen inneren Krankheiten." (Pflegekraft ohne Migrationshintergrund, Teilnehmerin 1)
Negative Veränderungen *Explikation:* Diese Kategorie wird kodiert, wenn die Interviewteilnehmerin der Meinung ist, dass ihre Gesundheit sich während der Ausübung ihres Berufes verschlechtert hat.	Negative Veränderungen (n=5) *Beispiel:* " Also, ich finde, dass ich (ähh) seit ich hier arbeite in der Einrichtung öfter krank war. Also ich war in der Schulzeit zum Beispiel war ich nie krank, ich hab nie gefehlt aufgrund Krankheit, außer vielleicht nur zwei drei Tage wegen irgendwas. Aber hier merke ich schon, dass ich anfälliger bin für Erkältung und alles das, was, es is ja nicht zu vermeiden, dass hier im Haus (emm) mal so Viren und Bakterien (ähh) ja präsent sind und (...3). Weiß ich nicht, da ist mein Immunsystem, glaube ich schon ein bisschen geschwächt." (Pflegekraft ohne Migrationshintergrund, Teilnehmerin 2)
3.1 Erkrankungen	
Variablen (Kategorien)	**Ausprägungen (Unterkategorien)**
Erkrankungen-kurzfristig *Explikation:* Diese Kategorie wird kodiert, wenn	- Vorübergehende Schmerzen - Infektionskrankheiten - Atemwegsbeschwerden-kurzfristig

eine interviewte Person äußert, dass sie an kurzfristigen oder vorübergehenden Erkrankungen leidet. *Abgrenzung:* Ist von chronischen Krankheiten oder langfristigen Beschwerden die Rede, dann ist nicht diese Kategorie, sondern die Kategorie "Erkrankungen-langfristig" zu selektieren.	**Vorübergehende Schmerzen (n=2)** *Explikation:* Wenn eine interviewte Person über die kurzfristigen oder vorübergehenden Schmerzen klagt, dann ist dieser Kategorie zu kodieren. *Abgrenzung:* Sind die Schmerzen seit längerer Zeit vorhanden, dann sollen, je nach geäußerter Lokalisation der Schmerzen, entweder die Kategorie "Muskel- und Skeletterkrankungen" oder die Kategorie "Kopfschmerzen" unter Oberkategorie " Erkrankungen-langfristig" gewählt werden. *Beispiel:* " Ich hatte meine Kniespiegelung letztes Jahr. Ja gut das ist dann auch, Das ist für mich nix Weltbewegendes gewesen. Da habe ich mich Paar Wochen ausgeruht und dann ging es wieder eingermaßen. Dann katte ich die Schmerzen weg/ das tat mit ein bisschen weh, da habe ich prophylaktisch das Knie spiegeln lassen und den "leichten Schaden", den ich am linken Knie hatte beheben lassen." (Pflegekraft ohne Migrationshintergrund, Teilnehmerin 3) **Infektionskrankheiten (n=3)** *Explikation:* Wenn eine interviewte Person äußert, dass Sie an Infektionskrankheiten leidet, dann ist diese Kategorie zu kodieren. *Abgrenzung:* Ist von Symptomen der Atemwegerkrankungen die Rede, dann ist nicht diese Kategorie, sondern die Kategorie "Atemwegerkrankungen-kurzfristig" zu kodieren. *Beispiel:* " Sonst ja, sonst ist es ja irgendwie immer noch im Limit, also ich hab eher, also gut vorübergehende Erkrankungen habe ich natürlich mal. Ich hab, ich weiß nicht, wenn ich krankgeschrieben bin wechselte das immer zischen Erkältungskrankheiten oder Magendarmgeschichten." (Pflegekraft ohne Migrationshintergrund, Teilnehmerin 1) **Atemwegsbeschwerden-kurzfristig (n=1)** *Explikation:* Wenn eine interviewte Person über die Symptome der Atemwegerkrankungen klagt (Husten, schweres Atem usw.), dann ist diese Kategorie zu kodieren. *Abgrenzung:* Ist von Erkältung oder Infektionskrankheiten die Rede, dann ist nicht diese Kategorie, sondern die Katego-

Erkrankungen-langfristig	rie "Infektionskrankheiten" zu kodieren.
Explikation:	*Beispiel:*
Diese Kategorie wird kodiert, wenn eine interviewte Person äußert, dass sie seit einer längeren Zeit unter Erkrankung/en oder Beschwerden leidet.	"Jetzt hab ich neulich längere Zeit Husten. Musste vier Wochen lang, hab ich dann so nen Inhalationsspree nehmen müssen. Und dann habe ich dann gedacht "Ne, Gottes Wille, jetzt hast du Asthma", aber es war dann tatsächlich wieder weg, so. solche Sachen halt(...3)." (Pflegekraft ohne Migrationshintergrund, Teilnehmerin 1)
Abgrenzung:	"Oder ich merke manchmal, ich bin jetzt mittlerweile auch schon 40, ich merke manchmal, dass ich dann so hin und her laufe und auf einmal (lachend) außer Atem komme so." (Pflegekraft ohne Migrationshintergrund, Teilnehmerin 1)
Ist von mehrmals nach einander auftretenden Krankheiten (wie Grippe oder Erkältung) die Rede, dann ist nicht diese Kategorie, sondern die Kategorie "Erkrankungen-kurzfristig" zu wählen.	- Kopfschmerzen - Muskel- und Skeletterkrankungen - Psychische Probleme/Beschwerden
	Kopfschmerzen (n=1)
	Explikation:
	Wenn eine interviewte Person über langfristige Kopfschmerzen klagt, dann ist diese Kategorie zu kodieren.
	Abgrenzung:
	Sind die Schmerzen in Gelenken, Rücken oder Muskeln lokalisiert, dann soll die Kategorie "Muskel- und Skeletterkrankungen" gewählt werden.
	Beispiel:
	"Also ich bin morgens mit Kopfschmerzen zur Arbeit gegangen, ich hatte ständig." (Pflegekraft mit Migrationshintergrund, Teilnehmerin 2)
	Muskel- und Skeletterkrankungen (n=4)
	Explikation:
	Wenn eine interviewte Person über Rücken- Muskel- oder Gelenkbeschwerden klagt, dann ist diese Kategorie zu kodieren.
	Abgrenzung:
	Ist von Kopfschmerzen die Rede, dann soll nicht diese Kategorie, sondern die Kategorie "Kopfschmerzen" gewählt werden.
	Beispiel:
	"Ja, ich hatte Rückenschmerzen bekommen. Ganz klare Rückenschmerzen bekommen. Ja! Ich hatte vorher auch ein bisschen mit meinem Rücken Probleme, aber jetzt nicht so in dem Masse, als ich Rückenschmerzen hatte, oder das ich (...3) KO bin, hatte ich bis dato nicht gehabt. Dann habe ich Rückenschmerzen gekriegt." (Pflegekraft mit Migrationshintergrund, Teilnehmerin 2)

Psychische Probleme/Beschwerden (n=2)

Explikation:
Wenn eine interviewte Person über psychische/emotionale Probleme klagt, dann ist diese Kategorie zu kodieren.

Beispiel:
" Am Anfang habe ich da mehr Probleme gehabt mit (emm), ja dass ich da mal, mir damals den Kragen geplatzt ist, also wenn dort grad sowas war mit hier und da und da, das gar nicht unmittelbar in der Situation, sondern irgendwann danach hatte sich was aufgestaut und dann habe ich irgendwie übertrieben reagiert und hab gesagt "Jetzt reichts und Schluss und ich lasst mich jetzt in Ruh" (…)." (Pflegekraft ohne Migrationshintergrund, Teilnehmerin 1)

3.2 Ursachen für die Erkrankungen	
Variablen (Kategorien)	**Ausprägungen (Unterkategorien)**
Psychische Belastungen	Psychische Belastungen (n=2)
Explikation:	*Beispiel*:
Wenn eine interviewte Person die Ursache für ihre Erkrankung/en an psychischen Überlastungen bei der Arbeit sieht, dann ist diese Kategorie zu wählen.	" Und ich denke, eine Seite ist nicht nur (emm) also Heben, also Kraftbelastung, aber psychische Belastung, ne. Also wenn man auch in leitender Position ist, man hat mehr Verantwortung und diese die Aufgaben, die man zu bewältigen hat, die Spaß machen, trotzdem herausfordern, und man merkt es nicht, aber die Rücken sind (ähh), na wie sagt man das, verspannt, genau. Und, ja." (Pflegekraft mit Migrationshintergrund, Teilnehmerin 3)
Abgrenzung:	
Geht es jedoch um keine konkrete Belastung, sondern um Überlastung im Allgemeinen, dann soll die Kategorie "Belastungen allgemein" kodiert werden.	"Also wenn ich gute Laune habe und fröhlich bin, dann fühle ich mich automatisch halt natürlich auch gesund, ja, wenn ich eher melancholisch bin oder depressiver bin, oder was auch immer, dann ist man anfälliger, dann ist man vielleicht im bisschen mitleidiger mit sich selbst oder wie auch immer, auf jeden Fall fühlt man sich dann einfach schlecht, na, und dann ist man durchaus anfälliger, würde ich mal behaupten für Erkrankung." (Pflegekraft mit Migrationshintergrund, Teilnehmerin 1)
Körperliche Anstrengungen	Körperliche Anstrengungen (n=1)
Explikation:	*Beispiel*:
Wenn eine interviewte Person die Ursache für ihre Erkrankung/en in körperlichen Anstrengungen bei der Arbeit sieht, dann ist diese Kategorie zu wählen.	" Ja, halt die körperliche Arbeit, ne. Es ist ja nicht nur die Tabletten stellen und Spritzen geben, es ist wirklich das aktive sich selbst bewegen zu den Bewohnern. Man muss ihn ja das abnehmen, was er selber nicht schafft. (…). Und dann hat man halt selber die Beschwerden davon dann bekommen" (Pflegekraft mit Migrationshintergrund, Teilnehmerin 2)
Belastungen allgemein	Belastungen allgemein (n=1)
Explikation:	*Beispiel*:

Diese Kategorie wird kodiert, wenn eine interviewte Person keine konkrete Ursache für ihre Erkrankung/en nennt, sondern nur die Belastungen im Allgemeinen.	"Die sind nämlich nur krank, weil sie überlastet sind, nicht." (Pflegekraft ohne Migrationshintergrund, Teilnehmerin 3)
Mangelnde Hygiene am Arbeitsplatz *Explikation:* Diese Kategorie wird gewählt, wenn eine interviewte Person die Ursache für ihre Erkrankung/en in mangelnden hygienischen Maßnahmen sieht, die wiederum aufgrund Unwissenheit in Bezug auf die Infektiosität möglicher Erkrankung nicht getroffen wurden.	Mangelnde Hygiene am Arbeitsplatz (n=1) *Beispiel:* "Ja, wahrscheinlich mangelnde hygiene Maßnahmen, die man vielleicht auch noch nicht angeleitet hat, weil dann nicht wusste, dass der Bewohner betroffen ist. (...) Also wir hatten zwei Mal dieses Jahr diese schlimme Zeiten mit den Durchfällen, wo man halt einfach, aber am Anfang noch nicht erkennen konnte, ob das jetzt ne Virus sein kann oder ob das einfach nur ne Magenverstimmung war's oder so (...4)." (Pflegekraft ohne Migrationshintergrund, Teilnehmerin 3)

II. Subjektive Gesundheits- und Krankheitskonzepte

	3. Wenn Sie an Ihre letzte Erkrankung denken, wie sind Sie damit umgegangen? 3. Was Ihrer Meinung nach, konnten Sie noch unternehmen? Was hätte Ihnen noch geholfen? 2. Wie haben Sie Ihren Krankheitszustand empfunden? 2. Was ist das für Sie Krankheit? 1. Woran merken Sie, dass Sie gesund sind? Können Sie eine Situation erzählen, an der mir das deutlich wird? 1. Was verbinden Sie mit dem Wort Gesundheit?
Variablen (Kategorien)	**Ausprägungen (Unterkategorien)**
Gesundheitskonzepte *Explikation:* Diese Kategorie wird kodiert, wenn eine interviewte Person den Begriff 'Gesundheit' beschreibt. Hierzu gehören ebenfalls Erzählungen von erlebten Situationen, in denen man sich gesund fühlte. *Abgrenzung:* Ist von Krankheit die Rede, dann soll nicht diese Kategorie, sondern die Kategorie "Krankheitskonzept"	**Ausprägungen (Unterkategorien)** – Gesundheit als wechselhafter Zustand – Gesundheit als Gleichgewicht – Gesundheit als Zweck zum Ziel – Gesundheit als Abwesenheit von Krankheit – Gesundheit als Wohlbefinden Gesundheit als wechselhafter Zustand (n=1) *Explikation:* Wenn eine interviewte Person Gesundheit als keinen eindeutigen, sondern als einen ständig wechselnden Zustand charakterisiert, dann ist diese Kategorie zu kodieren. *Beispiel:* "Wie sehe ich eine Person, die Schlaganfall hatte, am Anfang ist er krank. Dann ein Jahr, zwei Jahre

| | danach ist er immer noch sagen wir mal, halbseitig gelähmt, aber ist er Krank oder ist er gesund? In meinen Augen, trotzt, dass er beeinträchtigt ist (...4). Zwar ist er krank, aber irgendwie die Richtung von Gesundheit, weil das ist so, eine, na sag mal, Stabilität für eine Zeit, ne." (Pflegekraft mit Migrationshintergrund, Teilnehmerin 3) |
| gewählt werden. | Gesundheit als Gleichgewicht (n=1)
Explikation:
Wenn eine interviewte Person unter Gesundheit einen Gleichgewicht oder Balance versteht, dann ist dieser Kategorie zu kodieren.
Abgrenzung:
Ist von Wohlbefinden oder Zufriedenheit die Rede, dann ist nicht diese Kategorie, sondern die Kategorie " Gesundheit als Wohlbefinden" zu kodieren.
Beispiel:
" Ja, wenn ich das alles so gut hinkriege, ne also irgendwie auch so ne Gleichgewicht." (Pflegekraft ohne Migrationshintergrund, Teilnehmerin 1)

Gesundheit als Zweck zum Ziel (n=3)
Explikation:
Wenn eine interviewte Person die Gesundheit als die volle Funktionalität des eigenes Körpers versteht, um die Arbeit zu erfüllen oder um für sich sorgen zu können, dann ist diese Kategorie zu kodieren.
Beispiel:
" Gesundheit ist eigentlich für mich das, wenn ich funktioniere, also wenn ich keine (emm)(...3) ja wie soll ich sagen, wenn ich keine Einschränkungen insoweit spüre, dass ich Dinge, die mir wichtig sind nicht tun kann, wie zum Beispiel Arbeiten." (Pflegekraft mit Migrationshintergrund, Teilnehmerin 1)

Gesundheit als Abwesenheit von Krankheit (n=4)
Explikation:
Wenn eine interviewte Person die Gesundheit als Abwesenheit von Krankheit versteht, dann ist diese Kategorie zu kodieren.
Abgrenzung:
Diese Kategorie wird nicht kodiert, wenn eine Interviewpartnerin Gesundheit als Abwesenheit von Einschränkungen der Körperfunktionalität (Arbeitsfähigkeit) versteht. Hier soll die Kategorie "Gesundheit als Zweck zum Ziel" kodiert werden.
Beispiel:
" Unter Gesundheit verstehe ich, dass man sich gesund fühlt, dass man keine Krankheiten hat, dass man |

	keine Knochen gebrochen hat, dass man keine Grippe hat." (Teilnehmerin 3) Gesundheit als Wohlbefinden (n=3) *Explikation:* Wenn eine interviewte Person Gesundheit als Wohlbefinden bezeichnet, dann ist diese Kategorie zu kodieren. Hierzu gehören ebenfalls Motivation und Glück. Glück kann in diesem Kontext als eine von vielen Dimensionen zur Erfassung des persönlichen Wohlbefindens angesehen werden. *Abgrenzung:* Ist mehr von innerer Balance/Gleichgewicht die Rede, dann ist nicht diese Kategorie, sondern die Kategorie "Gesundheit als Gleichgewicht" zu kodieren. *Beispiel:* "Und wo du grade gesagt hast, woran ich merke, dass ich gesund bin, ist, dass es mir mental gut geht. Also wenn ich gute Laune habe und fröhlich bin, dann fühle ich mich automatisch halt natürlich auch gesund (...)"(Pflegekraft mit Migrationshintergrund, Teilnehmerin 1)
Krankheitskonzepte *Explikation:* Diese Kategorie wird kodiert, wenn eine interviewte Person die Bedeutung des Begriffes 'Krankheit' gibt. Hierzu gehören ebenfalls Erzählungen von erlebten Situationen, in denen man sich krank fühlte bzw. Erzählungen, wie der eigene Krankheitszustand empfunden wurde. *Abgrenzung:* Wenn die Person über ihre Erfahrungen im Umgang mit Erkrankung erzählt, dann soll nicht diese Kategorie, sondern die Kategorie "Umgang mit der Erkrankung" gewählt werden.	- Krankheit als Verlust vom Selbstvertrauen - Krankheit als Warnsignal - Krankheit als soziale Abgrenzung - Krankheit als etwas Zugefügtes - Krankheit als Befreiung - Krankheit als etwas Andauerndes - Krankheit als Einschränkung - Krankheit als Verlust von Arbeitsfähigkeit - Gefahrdarstellung für die Anderen Krankheit als Verlust vom Selbstvertrauen (n=1) *Explikation:* Wenn eine interviewte Person äußert, dass sie (ihre) Erkrankung als Selbstzweifell bzw. als Verlust von Selbstvertrauen empfindet, dann ist diese Kategorie zu kodieren. *Beispiel:* "Und als ich gesehen habe, ich komme überhaupt nicht weiter, dann habe ich ein bisschen innerlich an mir selber gezweifelt." (Pflegekraft mit Migrationshintergrund, Teilnehmerin 2) Krankheit als Warnsignal (n=2)

Explikation:
Diese Kategorie wird kodiert, wenn eine interviewte Person (ihre) Krankheit als ein Warnsignal oder als Anzeichen des eigenen Körpers für die Ruhe versteht.

Beispiel:
"Ich find Krankheit ist ein Warnsystem des eigenen Körpers. Also ich find der Körper weiß, was gut für ihm ist und was nicht gut für ihn ist, das weiß jeder Organismus selbst, und wenn man darauf achtet und darauf ein bisschen hört, dann kann man glaube ich auch relativ gesund leben. Und Kranksein ist halt, weiß ich nicht, also es ist auch immer so ein bisschen Zeichen, also ich sehe das ein bisschen spiritueller vielleicht (...)" (Pflegekraft mit Migrationshintergrund, Teilnehmerin 1)

Krankheit als soziale Abgrenzung (n=2)
Explikation:
Diese Kategorie wird kodiert, wenn eine interviewte Person äußert, dass sie im Krankheitsfall von den anderen nicht verstanden oder ungeliebt wird.

Abgrenzung:
Geht es jedoch um die Krankheit als Gefahrdarstellung für die anderen, dann ist nicht diese Kategorie, sondern die Kategorie "Gefährdarstellung für die Anderen" zu kodieren.

Beispiel:
" Und eben einfach oder auch schon/ dieses versteht keiner, weil wenn man sich so depressiv fühlt. Das es ja auch, was auch Leute von außen auch nicht so sehen können, ne. Und dann wenn einer mit jemandem, mit logischem und wieso und hier und da. Und das ist dann total überfordernd irgendwie. Man fühlt sich halt ja." (Pflegekraft ohne Migrationshintergrund, Teilnehmerin 1)

Krankheit als etwas Zugefügtes (n=3)
Explikation:
Diese Kategorie wird kodiert, wenn eine interviewte Person äußert, dass sie gegen die Krankheit nichts unternehmen kann.

Beispiel:
" (...) oder ja, wenn ich irgendwie Infektion habe ja, dann tja (lacht), dann ist es halt einfach so, ne. Das ist dann einfach ein Phänomen. Ich hab meinetwegen was aufgeschnappt, was in der Stadt rum war, aber dann ist es eben auch einfach da." (Pflegekraft ohne Migrationshintergrund, Teilnehmerin 1)

Krankheit als Befreiung (n=1)
Explikation:
Wenn eine interviewte Person (ihre) Krankheit als Befreiung von der Arbeit oder anderen Aufgaben sieht,

dann ist dieser Kategorie zu kodieren.

Beispiel:

" Also wie ich damit umgehe, wenn ich tatsächlich, wo ich diese vier Wochen, wo ich Zuhause war, die genieße ich. Freue ich mich, dass ich Zuhause bin und einfach nicht arbeiten brauch (lachend)." (Pflegekraft ohne Migrationshintergrund, Teilnehmerin 3)

Krankheit als etwas Andauerndes (n=3)

Explikation:

Wenn eine interviewte Person unter Krankheit einen ernsthaften, länger dauernden Zustand (mit oder ohne Todesausgang) versteht, dann ist dieser Kategorie zu kodieren.

Beispiel:

"Unter Krankheit? (...5) Gott, dass man nicht mehr kann, ne (lachend). Aber das ist schon zu spät. (emm) (...4) Ja, also für mich krank sein, da muss schon wirklich was sehr, na ja sehr wichtiges sein, also etwas ernsthaftes, also also Rückenschmerzen würde ich nicht als Krankheitsfall nennen. Also (...3) aber anderes weiß ich nicht, wie könnte ich das mal nennen. Weil letztendlich, das ist so subjektiv, wie ich das empfinde." (Pflegekraft mit Migrationshintergrund, Teilnehmerin 3)

Krankheit als Einschränkung (n=2)

Explikation:

Wenn eine interviewte Person (ihre) Krankheit als eine Einschränkung von Selbständigkeit versteht, dann ist diese Kategorie zu kodieren.

Abgrenzung:

Ist von dem Verlust der Körperfunktionalität für die Errichtung der Arbeit die Rede, dann ist nicht diese Kategorie, sondern die Kategorie " Krankheit als Verlust von Arbeitsfähigkeit" zu kodieren.

Beispiel:

" (...) für mich ist Krankheit, ein Zustand, der (emm) (...2), ja der einschränkt in seinen, in seinem täglichen Leben. Ne, das was man sonst kann, durch die Krankheit eingeschränkt. Da kann/ das mag in psychischem Sinne sein oder in physischem Sinne. Das ist für mich Krankheit. Eine Krankheit schränkt mich immer ein." (Pflegekraft mit Migrationshintergrund, Teilnehmerin 2)

Krankheit als Verlust von Arbeitsfähigkeit (n=3)

Explikation:

Wenn eine interviewte Person der Meinung ist, dass man dann krank ist, wenn man aufgrund des Verlustes der Körperfunktionalität nicht mehr Arbeiten kann oder darf, dann ist dieser Kategorie zu kodieren.

Abgrenzung:

Umgang mit der Erkrankung	Ist jedoch von der Einschränkung individueller Selbstständigkeit die Rede, dann ist nicht diese Kategorie, sondern die Kategorie "Krankheit als Einschränkung" zu kodieren.
	Beispiel:
	"Ja unter Krankheit verstehe ich (...3), dass du nicht arbeiten kannst, dass du dich körperlich schlecht fühlst, dass du dich auch psychisch nicht in der Lage siehst, mit älteren Menschen umzugehen." (Pflegekraft ohne Migrationshintergrund, Teilnehmerin 2)
	Gefahrdarstellung für die Anderen (n=2)
	Explikation:
	Diese Kategorie wird kodiert, wenn eine interviewte Person der Meinung ist, dass (ihre) Krankheit eine Gefahr für die anderen darstellt.
	Beispiel:
	"Oder wenn ich erkältet bin und die Nase tropft, und ich merke / also ich weiß es am Anfang, wenn ich zu Arbeit bin ich gekommen. Aber ich habe dann mehr Schaden eingerichtet als gutes getan, weil da habe ich meine Bakterien weiter gegeben." (Pflegekraft mit Migrationshintergrund, Teilnehmerin 3)
Umgang mit der Erkrankung	Präventiver Umgang (n=4)
Explikation:	- Abgrenzung von den anderen
Diese Kategorie wird kodiert, wenn eine interviewte Person ihren Umgang mit der eigenen Erkrankung beschreibt.	- Suche nach Unterstützung in der Familie
	- Selbstbehandlung
	- Weinen
Abgrenzung:	- Ärztliche Behandlung im schlimmsten Fall
Ist von der Erkrankung als Begriff die Rede, dann wird nicht diese Kategorie, sondern die Kategorie "Krankheitskonzepte" gewählt.	- Suche nach dem Gesprächspartner
	- Sich Ruhe geben
	- Kündigung der Arbeitsstelle
	Präventiver Umgang (n=4)
	Explikation:
	Wenn eine interviewte Person auf ihre Gesundheit achtet und etwas unternimmt, damit sie gesund bleibt, dann ist diese Kategorie zu wählen.
	Beispiel:
	"Ja, also ich lebe eigentlich für sich so ganz gesund. Ich esse ziemlich gesund und bewege mich viel an der frische Luft und lege auch viele Ruhephasen ein. Das ist für mich wichtig, Zuhause, dass man sich jetzt auch nicht übernimmt." (Pflegekraft ohne Migrationshintergrund, Teilnehmerin 3)
	Abgrenzung von den anderen (n=1)

Explikation:
Diese Kategorie wird kodiert, wenn eine interviewte Person äußert, dass sie sich im Krankheitsfall zurück zieht und ihren Zustand mit niemandem teilen möchte.

Abgrenzung:
Ist vom Ruhegeben die Rede, dann ist nicht diese Kategorie, sondern die Kategorie "Sich Ruhe geben" zu wählen.

Beispiel:
"Ich bin nach Hause gekommen und ich hab nichts mehr hingekriegt. Ich war zur Zeit zickig zu meinem Freund gewesen und ich wollte mit keinem reden, ich war zur Zeit in mich gekehrt und ich hab nichts mehr richtig geschafft, ich war nur noch manchmal da gewesen und (emm) war zu zu müde, um etwas zu tun, aber auch innerlich so aufgeregt, um schlafen zu können, um Ruhe zu bekommen." (Pflegekraft mit Migrationshintergrund, Teilnehmerin 2)

Suche nach Unterstützung in der Familie (n=1)
Explikation:
Diese Kategorie wird kodiert, wenn eine interviewte Person im Krankheitsfall nach Unterstützung in ihrer Familie sucht.

Beispiel:
"Also wenn mein Mann Zuhause ist, sage ich "Bitte massiere mich"." (Pflegekraft mit Migrationshintergrund, Teilnehmerin 3)

Selbstbehandlung (n=2)
Explikation:
Wenn eine interviewte Person bei ihrer Erkrankung zur Selbstbehandlung greift, dann ist diese Kategorie zu kodieren.

Abgrenzung:
Ist von den ärztlichen Verordnungen die Rede, dann ist nicht diese Kategorie, sondern die Kategorie "Ärztliche Behandlung im schlimmsten Fall" zu kodieren.

Beispiel:
"Ansonsten, ja, weißt man halt, aber das weiß doch jeder andere, dass man irgendwie den Bad nimmt oder mal irgendwie ne Rotlichtlampe anmacht oder Halskissen drauf legt." (Pflegekraft mit Migrationshintergrund, Teilnehmerin 1)

Weinen (n=1)
Explikation:
Wenn eine interviewte Person äußert, dass ihr im Krankheitsfall das Weinen hilft, dann ist diese Kategorie

kodieren.

Beispiel:

" Emm, ja und irgendwie Weinen. Also Weinen ist für mich dann eigentlich schon die Phase, wo es wieder ein bisschen besser geht so, für mich persönlich (...3)." (Pflegekraft ohne Migrationshintergrund, Teilnehmerin 1)

Ärztliche Behandlung im schlimmsten Fall (n=5)

Explikation:

Wenn eine interviewte Person äußert, dass sie sich nur im schlimmsten Krankheitsfall an den Arzt wendet, dann ist diese Kategorie zu kodieren.

Beispiel:

" Also ich gehe ja auch wirklich tatsächlich erst zum Arzt, wenn ich wirklich nicht mehr kann und dann ne Gefahr besteht, dass Bewohner sich bei mir einstecken können, bei ner Erkältung oder sowas." (Pflegekraft ohne Migrationshintergrund, Teilnehmerin 2)

Suche nach dem Gesprächspartner (n=2)

Explikation:

Diese Kategorie wird kodiert, wenn eine interviewte Person äußert, dass sie im Krankheitsfall nach einem Gesprächspartner sucht.

Beispiel:

" Was ich eben auch mache ist, wenn es gar nicht mehr geht, dass ich das irgendjemandem mitteile so (...2)." (Pflegekraft ohne Migrationshintergrund, Teilnehmerin 1)

Sich Ruhe geben (n=3)

Explikation:

Diese Kategorie wird kodiert, wenn eine interviewte Person äußert, dass ihr im Krankheitsfall die Ruhe hilft.

Abgrenzung:

Ist von dem Zurückhalten oder in sich kehren die Rede, dann ist nicht diese Kategorie, sondern die Kategorie " Sich zurückhalten" zu wählen.

Beispiel:

" Und jetzt denke ich " D. nimm dir einfach Zeit für dich, erhol dich, sammele Kraft, dann kannst du einfach diese Erkältung überstehen und dann kannst du wieder zur Arbeit kommen", ne." (Pflegekraft mit Migrationshintergrund, Teilnehmerin 3)

Kündigung der Arbeitsstelle (n=1)
Explikation:
Wenn eine interviewte Person äußert, dass ihr bei der Bewältigung ihrer Krankheit die Kündigung der Arbeitsstelle geholfen hat, dann ist diese Kategorie zu kodieren.
Beispiel:
" Ja das war, das war meine Erkrankung gewesen, aber da habe ich mich gut wieder raus gekriegt. Das war einfach der Wechsel der Arbeitsstelle dann." (Pflegekraft mit Migrationshintergrund, Teilnehmerin 2)

III. Bewältigungsstrategien und Ressource in Stresssituationen

1. Individuelle Bewältigungsstrategien und Ressourcen

Wenn Sie an einer stressende/belastende Situation am Arbeitsplatz denken, 1.1 was in der Regel unternehmen Sie dagegen und 1.2 was hilft Ihnen?
1.1/1.2 Fällt Ihnen noch etwas ein?
1.1 Was denken Sie, könnten Sie noch unternehmen?
1.2 Was würde Ihnen noch helfen?
1.2 Was hilft Ihnen
a. am Arbeitsplatz
b. im privaten Bereich?

1.1 Bewältigungsstrategien

Variablen (Kategorien)	Ausprägungen (Unterkategorien)
Vor Stresssituation *Explikation:* Diese Kategorie wird kodiert, wenn eine interviewte Person darüber erzählt, was sie vor der möglichen Stresssituation unternimmt, um Stress am Arbeitsplatz zu vermeiden. *Abgrenzung:* Ist vom Umgang mit dem erlebten Stress die Rede, dann ist nicht diese Kategorie, sondern die Kategorie " Nach Stresssituation" zu wählen.	- Einlegen von Ruhepausen - Tätigkeitreduktion Einlegen von Ruhepausen (n=1) *Explikation:* Diese Kategorie wird kodiert, wenn eine interviewte Person der Meinung ist, dass ihr das langsame Handeln oder Anhalten von Pausen hilft, den Stress am Arbeitsplatz zu vermeiden. *Abgrenzung:* Wenn es ums Reduzieren der Tätigkeiten auf ein notwendiges Minimum geht, dann soll nicht diese Kategorie, sondern die Kategorie " Tätigkeitreduktion" kodiert werden. *Beispiel:* "Und ich mach das auch schon ein bisschen langsamer alles. Und nehme mir auch nicht zu vieles auf einmal vor, und und all das, finde ich, das spielt ne große Rolle, dass man mit sich zufrieden ist" (Pflegekraft ohne Migrationshintergrund, Teilnehmerin 3) Tätigkeitreduktion (n=2)

	Explikation: Diese Kategorie wird kodiert, wenn eine interviewte Person äußert, dass sie ihr Handeln auf ein notwendiges Minimum reduziert, um Stress am Arbeitsplatz zu vermeiden. *Abgrenzung:* Ist vom langsamen Handeln die Rede, dann soll nicht diese Kategorie, sondern die Kategorie "Einlegen von Ruhepausen" kodiert werden. *Beispiel:* "(…) ich schätz mich auch oft selber ein, wenn ich merke, es ist kein guter Tag, dann treffe ich auch so Entscheidungen, wie ich mache irgendwie, was weiß ich, nur, es ist ein bisschen übertrieben, aber nur Dienst nach Vorschrift. Und wenn, also ich versuche möglichst viele Belastungen zu vermeiden. Also ich schieb zum Beispiel dann oder ich dusch jemanden nicht. Also wenn diese Menschen zu duschen, das kann sehr sehr belastend sein (lachend)." (Pflegekraft ohne Migrationshintergrund, Teilnehmerin 1)
In Stresssituation *Explikation:* Wenn eine interviewte Person über ihre Reaktion auf Stress in einer unmittelbaren Stresssituation erzählt, dann ist diese Kategorie zu kodieren. *Abgrenzung:* Geht es mehr um die Verarbeitung von den im Arbeitstag erlebten Stresssituation(en), dann soll nicht diese Kategorie, sondern die Kategorie "Nach Stresssituation" kodiert werden.	- Ruhiger werden - Informationssuche - Prioritätensetzung - Jemanden dazu holen - Schrittweise arbeiten - Verantwortung abgeben - Raus aus der Situation gehen - Wütend werden Ruhiger werden (n=1) *Explikation:* Wenn eine interviewte Person äußert, dass sie in der Stresssituation ruhiger wird, dann ist diese Kategorie zu kodieren. *Abgrenzung:* Diese Kategorie wird nicht gewählt, wenn die Person neben einer ruhigen Verhaltensweise noch andere Verhaltensweisen zeigt (z.B. Prioritäten setzten, schrittweise die Aufgaben erledigen usw.). In diesem Fall werden dementsprechend andere Kategorien gebildet. *Beispiel:* " Wenn Stress ist? Werde ich eigentlich noch ruhiger, muss ich sagen." (Pflegekraft ohne Migrationshintergrund, Teilnehmerin 3)

Informationssuche (n=1)

Explikation:

Wenn eine interviewte Person äußert, dass sie in der Stressituation nach hilfreichen Informationen (Literatur, Ratschläge) sucht, dann ist diese Kategorie zu kodieren.

Abgrenzung:

Ist es von der Unterstützung durch eine andere Person die Rede, dann soll nicht diese Kategorie, sondern die Kategorie "Jemanden dazu holen" kodiert werden.

Beispiel:

" Und was ich dann für mich selber machen kann ist einfach nur (ähhmm) ja /wenn wenn es ein medizinischer Fall ist, kann ich Fachliteratur dazu holen und das Internet, oder meine Kollegen." (Pflegekraft mit Migrationshintergrund, Teilnehmerin 2)

Prioritätensetzung (n=3)

Explikation:

Diese Kategorie wird nicht gewählt, wenn eine interviewte Person äußert, dass sie die entstandene Stresssituation zuerst einschätzt und dann Prioritäten für ihr Handeln setzt.

Abgrenzung:

Wenn die Person äußert, dass sie schrittweise die Aufgaben erledigt, dann soll nicht diese Kategorie, sondern die Kategorie "Schrittweise arbeiten" kodiert werden.

Beispiel:

"Also mitlerweile selektiere ich den Stress oder sagen wir mal, oder ich versuche Prioritäten zu setzten, also, wenn das so is, wie ich sagte, was da ist mit dem Bewohner was, in diesem Fall die Frau lag im Sterben und dann Telefonanrufe und dann mache ich so ne Art Rangfolge." (Pflegekraft ohne Migrationshintergrund, Teilnehmerin 1)

Jemanden dazu holen (n=2)

Explikation:

Diese Kategorie wird nicht gewählt, wenn die interviewte Person äußert, dass sie in akuten Stresssituation(en) jemanden braucht, der ihr helfen kann.

Abgrenzung:

Wenn die Person äußert, dass sie sich an höhere Instanzen wendet und die Verantwortung abgibt, dann soll nicht diese Kategorie, sondern die Kategorie "Verantwortung abgeben" kodiert werden.

Beispiel:

"(...) das kommt einfach auf die Situation an, deswegen muss man sie sich erstmal angucken. Und wenn man dann denkt, man kommt nicht weiter, dann muss man sich jemanden dazu holen." (Pflegekraft mit Migrationshintergrund, Teilnehmerin 2)

Schrittweise arbeiten (n=1)

Explikation:
Wenn eine interviewte Person äußert, dass sie in Stresssituation(en) versucht ohne Rangfolge schrittweise die Aufgaben abzuarbeiten, dann ist diese Kategorie zu kodieren.

Abgrenzung:
Ist von der Aussortierung der Aufgaben die Rede, dann soll nicht diese Kategorie, sondern die Kategorie "Prioritätensetzung" gewählt werden.

Beispiel:
"Dann werde ich nicht panisch. Dann arbeite ich trotzdem Schritt für Schritt alles ab." (Pflegekraft ohne Migrationshintergrund, Teilnehmerin 3)

Verantwortung abgeben (n=2)

Explikation:
Wenn eine interviewte Person äußert, dass sich in der Stresssituation an ihre Vorgesetzten wendet, um die Verantwortung abzugeben, dann ist diese Kategorie zu kodieren.

Abgrenzung:
Ist von der Suche nach Unterstützung durch Kollegen die Rede, dann soll nicht diese Kategorie, sondern die Kategorie "Jemanden dazu holen" gewählt werden.

Beispiel:
"(...) ich versuche die Verantwortung abzugeben an einer höhere Position wie zum Beispiel als Altenpflegerin an die Wohnbereichsleitung oder an die Pflegedienstleitung oder an der letzten Instanz halt an die Heimleitung." (Pflegekraft mit Migrationshintergrund, Teilnehmerin 2)

Raus aus der Situation gehen (n=4)

Explikation:
Wenn eine interviewte Person äußert, dass sie aus der Stresssituation versucht, raus zugehen, dann ist diese Kategorie zu kodieren.

Beispiel:
" Ich gehe meistens aus dem ganzen Geschehen raus, ich gehe weg von meinen Kollegen, ich gehe weg von den Bewohnern und (emm) meistens fünf Minuten nur, weil ich ja auch selber weiß, was warum und was da grad gewesen ist. Und dann atme ich ein mal kurz durch und dann geht's auch wieder, dann gehe ich wieder

	runter und dann ist alles gut." (Pflegekraft ohne Migrationshintergrund, Teilnehmerin 2)
	Wütend werden (n=2) *Explikation:* Wenn eine interviewte Person äußert, dass sie unmittelbar in der Stresssituation wütend oder aggressiv gegenüber den anderen ist, dann ist diese Kategorie zu kodieren. *Abgrenzung:* Zeigt die Person ihre Wut oder Aggressivität erst zu einem späteren Zeitpunkt, nach dem erlebten Stress, dann soll nicht diese Kategorie, sondern die Unterkategorie "Wut auf die anderen rauslassen" unter der Oberkategorie "Nach Stresssituation" kodiert werden. *Beispiel:* "Also ich bin so ein Typ, der der Temperamentvoll is. Wenn ich gestresst bin, dann neige ich dazu, sehr schnell an die Decke zu gehen." (Pflegekraft ohne Migrationshintergrund, Teilnehmerin 2)
Nach Stresssituation *Explikation:* Wenn eine interviewte Person erzählt, wie sie mit dem, im Alltag erlebten Stress, in ihrer Freizeit umgeht, dann ist diese Kategorie zu kodieren. *Abgrenzung:* Erzählt die Person, was sie vor der möglichen Stresssituation unternimmt, um den Stress zu vermeiden, dann soll die Kategorie "Vor Stresssituation" gewählt werden.	- Weinen - Beten zu Gott - Entspannung in der Freizeit - Sofort abschließen - Wut auf die anderen rauslassen - Gespräch **Weinen (n=2)** *Explikation:* Diese Kategorie wird gewählt, wenn die interviewte Person äußert, dass ihr das Weinen hilft, die im Alltag erlebten Stresssituation(en) zu verarbeiten. *Beispiel:* "Meine Methode ist, wenn ich schlechte Laune habe und wenn ich wirklich den schlechten Tag habe, dann muss ich einfach weinen. Also für mich ist das, also ich säubere mich damit, ne. Und dann und dann weine ich aus und dann geht`s mir gut." (Pflegekraft mit Migrationshintergrund, Teilnehmerin 3) **Beten zu Gott (n=1)** Explikation: Diese Kategorie wird gewählt, wenn die interviewte Person äußert, dass ihr das Beten zu Gott hilft, die im Alltag erlebten Stresssituation(en) zu verarbeiten. *Beispiel:* "(...) immer wenn es mir irgendwo schlecht ging, dann habe ich ein Paar Versen aus dem Koran reflektiert und einfach nur wieder runter zu kommen einfach. (...). Das ist einfach, wenn man das liest, dann kommt

man ein bisschen zu sich (...)." (Pflegekraft mit Migrationshintergrund, Teilnehmerin 2)

Entspannung in der Freizeit (n=2)

Explikation:

Wenn eine interviewte Person erzählt, dass sie für die Bearbeitung des im Alltag erlebten Stresses eine gewisse Entspannung oder Ablenkung in der Freizeit braucht, dann ist diese Kategorie zu kodieren.

Abgrenzung:

Wenn die Person mit den erlebten stressenden Situationen nach der Arbeit sofort abschließt, dann ist nicht diese Kategorie, sondern die Kategorie "Sofort abschließen" zu kodieren.

Beispiel:

"(...) wenn ich dann nicht zu depressiv war, dass ich überhaupt nichts mehr machen wollte, dann ich habe mir ein Film angeschaut oder ich bin einkaufen gegangen oder ich hab was Schönes, leckeres zum Essen gekocht, einfach um mir selber ein bisschen die die Psyche zu streicheln, einfach zum was Gutes für mich zu tun (...)." (Pflegekraft mit Migrationshintergrund, Teilnehmerin 2)

Sofort abschließen (n=1)

Explikation:

Wenn eine interviewte Person erzählt, dass sie keine Stressbearbeitung braucht, weil sie sich die erlebten Situationen nicht zu Herzen nimmt, sondern sofort damit abschließt, dann ist diese Kategorie zu kodieren.

Beispiel:

" Wenn ich hier raus gehe, dann bin ich weg. Dann schließe ich mit dem Thema ab oder wenn ich woanders gearbeitet habe. Komplett. Da habe ich auch gar keine Zeit für." (Pflegekraft ohne Migrationshintergrund, Teilnehmerin 3)

Wut auf die anderen rauslassen (n=1)

Explikation:

Wenn eine interviewte Person erzählt, dass sie als Folge der erlebten Stresssituation(en) wütend und aggressiv auf die anderen reagiert hatte, dann ist diese Kategorie zu kodieren.

Abgrenzung:

Wenn diese Reaktion unmittelbar in der Stresssituation entsteht, dann soll nicht diese Kategorie, sondern die Unterkategorie "Wütend werden" unter der Oberkategorie "In Stresssituation" gewählt werden.

Beispiel:

"Am Anfang habe ich da mehr Probleme gehabt mit (emm), ja dass ich da mal, mir damals den Kragen geplatzt ist, also wenn dort grad sowas war mit hier und da und da, das gar nicht unmittelbar in der Situation, sondern irgendwann danach hatte sich was aufgestaut und dann habe ich irgendwie übertrieben reagiert und hab gesagt "Jetzt reichts und Schluss und ich lasst mich jetzt in Ruh" (…)." (Pflegekraft ohne Migrationshintergrund, Teilnehmerin 1)

Gespräch (n=4)
Explikation:
Diese Kategorie wird gewählt, wenn die interviewte Person äußert, dass ihr die Gespräche helfen, die im Alltag erlebten Stresssituation(en) zu verarbeiten.
Beispiel:
"Also wenn ich da relativ klar drüber mich fühle, was jetzt eigentlich da war, dann suche ich mir öfters auch schon mal ein Gesprächspartner. Rufe jemanden an irgendwie ne Freundin oder so (…2) oder eine Kollegin." (Pflegekraft ohne Migrationshintergrund, Teilnehmerin 1)

1.2 Ressourcen

Variablen (Kategorien)	Ausprägungen (Unterkategorien)

Sozialkapital
 Explikation:
 Diese Kategorie wird gewählt, wenn die interviewte Person erzählt, was oder wer in ihrer Umgebung ihr hilft, den Stress zu verarbeiten.
 	
 Abgrenzung:
 Ist vom Handeln in/vor oder nach der Stresssituation(en) die Rede, dann soll nicht diese Kategorie, sondern die entsprechenden Kategorien "Vor Stresssituation", "In Stresssituation" oder "Nach Stresssituation" gewählt werden.
	- Religion
	   - Beziehungspartner
	   - Familie
	   - Hobbys
	   - Freunde
	   - Kollegen
	   - Arbeitsgeber
	   - Professionelle Beratung
	
	 Religion (n=1)
	 Explikation:
	 Diese Kategorie wird gewählt, wenn die interviewte Person erzählt, dass ihr der Glaube an Gott hilft, den Stress zu verarbeiten.
	 Beispiel:
	 "(…) ich bin froh, dass Gott da ist und die Hand über mich hielt, dass mir nicht noch was Schlimmeres zugefügt wurde. Nicht, dass ich so, vielleicht so ne Borderline Syndrom und mich selber schmeiße oder was auch immer, das da, das hat mir geholfen und das hilft mir immer." (Pflegekraft mit Migrationshintergrund, Teilnehmerin 2)
	
	 Beziehungspartner (n=1)
	 Explikation:

Diese Kategorie wird kodiert, wenn eine interviewte Person der Meinung ist, dass sie durch ihren Beziehungspartner bei der Stressverarbeitung unterstützt wird. Als Beziehungspartner wird hier eine Person gemeint, die zwar in enger Verbindung mit der Interviewteilnehmerin steht, jedoch nicht zur Familie der betroffenen Person (wie Familienangehörige oder Ehepartner) gehört.

Abgrenzung:

Ist von den Familienangehörigen der interviewten Person die Rede, dann soll nicht diese Kategorie, sondern Kategorie " Familie" kodiert werden.

Beispiel:

"(…) ich hab meinem Freund das auch erzählt. (…). Obwohl er, ich glaube diese Situation nicht richtig versteht, er kommt nicht aus der Pflege und weiß nicht genau, was mich daran jetzt belastet hat, ne. Also, es hat mir geholfen, mit ihm darüber zu reden." (Pflegekraft mit Migrationshintergrund, Teilnehmerin 2)

Familie (n=3)
Explikation:

Wenn eine interviewte Person äußert, dass sie von ihrer Familie Hilfe bekommt, um den Stress zu überwinden, dann ist diese Kategorie zu kodieren.

Abgrenzung:

Sind keine Familienangehörigen der interviewten Person gemeint, sondern Beziehungspartner dann soll nicht diese Kategorie, sondern die Kategorie "Beziehungspartner" kodiert werden.

Beispiel:

"Oder meine Eltern, da kann ich auch immer hin gehen und mich ausquatschen." (Pflegekraft ohne Migrationshintergrund, Teilnehmerin 2)

" Mein Mann hilft mir auch sehr viel. Der ist eine große Unterstützung. (…).Also er tut schon sehr viel. Ich meine nicht nur im Haushalt. Aber, wie gesagt, er weiß/ also er sieht mich, ne, und (…3) ich weiß nicht ob sagen wir mal, sein Beruf hat auch damit zu tun, denke ich auch schon, ne. Er unterstützt mich und ich unterstütze ihn." (Pflegekraft ohne Migrationshintergrund, Teilnehmerin 3)

Hobbys (n=3)
Explikation:

Diese Kategorie wird kodiert, wenn die interviewte Person äußert, dass ihre Hobbys ihr helfen, den Stress zu überwinden.

Beispiel:

" Ich mache Improvisationstheater, Chor mache ich ja alles schon. Halt ja das ist wichtig also, Ablenkung, Theater, Kultur." (Pflegekraft ohne Migrationshintergrund, Teilnehmerin 1)

Freunde (n=5)

Explikation:

Diese Kategorie wird kodiert, wenn eine interviewte Person äußert, dass ihre Freunde bei der Verarbeitung vom Stress sie unterstützen. Dabei können die Freunde auch aus demselben Beruf kommen.

Abgrenzung:

Ist von den Arbeitskollegen die Rede, dann soll nicht diese Kategorie, sondern die Kategorie "Kollegen" kodiert werden.

Beispiel:

" wenn da jemand ist, der dieses Mitje und so auch kennt, ne. Ich hab auch noch ein Freund, der jetzt nicht bei der Firma ist, der ist aber auch Altenpfleger. (…) immer viel über sowas gesprochen." (Pflegekraft ohne Migrationshintergrund, Teilnehmerin 1)

Kollegen (n=3)

Explikation:

Diese Kategorie wird kodiert, wenn eine interviewte Person äußert, dass ihre Arbeitskollegen sie unterstützen, den Stress zu verarbeiten.

Abgrenzung:

Sind hier Freunde gemeint, die auch aus der Altenpflege kommen, dann soll nicht diese Kategorie, sondern die Kategorie "Freunde" kodiert werden. Wenn von leitenden Positionen die Rede ist, dann soll die Kategorie "Arbeitsgeber" gewählt werden.

Beispiel:

" (…) habe Mitarbeitern und Chefs, dass das so ne tolle Atmosphäre is. Also du kannst wirklich hin gehen und dein Herz ausschüttern und du wirst verstanden und dir wird richtig geholfen." (Pflegekraft ohne Migrationshintergrund, Teilnehmerin 2)

Arbeitsgeber (n=3)

Explikation:

Wenn eine interviewte Person äußert, dass ihr Arbeitsgeber (Pflegedienstleitung usw.) sie dabei unterstützt, den Stress zu überwinden, dann ist diese Kategorie zu kodieren.

Abgrenzung:

Ist von den Arbeitskollegen die Rede, dann soll nicht diese Kategorie, sondern die Kategorie "Kollegen" gewählt werden.

Beispiel:

"(…) unsere Chefin, die Heimleitung, die Frau B., die ist da auch ganz toll. Wenn du irgendwelche Probleme hast, dann kannst du immer zu ihr gehen und auch zu unserer Pflegedienstleitung." (Pflegekraft ohne

Migrationshintergrund, Teilnehmerin 2)

Professionelle Beratung (n=1)

Explikation:

Wenn eine interviewte Person äußert, dass sie durch professionelle Beratung Hilfe bekommt, um den Stress zu überwinden, dann ist diese Kategorie zu kodieren.

Beispiel:

"Ich habe längere Zeit Psychotherapie gemacht, das war eigentlich ganz anderes Problem. Es ist aber auch schon so, dass da solche Arbeitssituationen damit einfließen und ich eigentlich froh bin (lachend), dass ich das habe. Im Moment habe ich sogar noch so Stunden genehmigt. (…) Aber ich hab schon bemerkt, ich brauch das irgendwie und frag mich, wie es werden soll, wenn ich es irgendwann mal nicht mehr habe, so, die Möglichkeit, so ne mit so einer Therapeutin da, irgendwas zu reflektieren und so." (Pflegekraft ohne Migrationshintergrund, Teilnehmerin 1)

2. Wünsche nach Veränderungen und Aufbau weiterer Ressourcen

- Was könnte Ihre Arbeitssituation und Gesundheitszustand (noch weiter) verbessern?
- Fällt Ihnen noch etwas ein?
- Was kann noch seitens der
- Politik
- Ihrer Organisation erfolgen?
- Was können Sie noch selbst machen?

Variablen (Kategorien)	Ausprägungen (Unterkategorien)
Veränderungen auf Politikebene *Explikation:* Diese Kategorie wird kodiert, wenn eine interviewte Person ihre Wünsche äußert, was auf politischer Ebener gemacht werden soll, um die Belastungen auf dem Arbeitsplatz zu reduzieren und den Gesundheitszustand der Mitarbeiter zu verbessern. *Abgrenzung:* Diese Kategorie wird nicht kodiert, wenn die Interviewteilnehmerin über die notwendigen Veränderungen in ihrer Einrichtung spricht. In diesem	Finanzierung nach Pflegestufen abschaffen - Mehr Personal - Pflege für Männer attraktiver machen - Investitionen in der Altenpflege - Vertretung in der Politik - Strenge Aufnahmebedingungen - Gehaltserhöhung - Abschaffen vom Wettbewerb in der Altenpflege **Finanzierung nach Pflegestufen abschaffen (n=1)** *Explikation:* Wenn eine interviewte Person der Meinung ist, dass die Anbindung von Pflegestufen an die Finanzierung der Altenpflege abgeschafft werden muss, dann ist diese Kategorie zu kodieren. *Abgrenzung:*

| Fall wird die Kategorie "Veränderungen auf Organisationsebene" gewählt. | Wenn von einer besseren Finanzierung im Allgemeinen die Rede ist, dann ist nicht diese Kategorie, sondern die Kategorie "Investitionen in der Altenpflege" zu kodieren.

Beispiel:
"(...) Pflegestufe, wie sagt man das, ab abschaffen, genau. Sie können auch bleiben, aber nicht diese ständige (emm), sagen wir mal, von den Pflegestufen hängt unsere Pflegepersonalschlüssel. Wenn ein Bewohner stirbt, dann sagen wir mal, dann brauchen wir überspitzt, eine Personal weniger, ne." (Pflegekraft mit Migrationshintergrund, Teilnehmerin 3)

Mehr Personal (n=2)
Explikation:
Diese Kategorie wird kodiert, wenn eine interviewte Person äußert, dass es von der politischen Entscheidung abhängt, mehr Personal in die Altenpflege einzustellen.
Abgrenzung:
Diese Kategorie wird nicht kodiert, wenn die Interviewteilnehmerin der Meinung ist, dass ein besserer Personalschlüssel von der Organisation abhängt. In diesem Fall wird unter der Oberkategorie "Veränderungen auf Organisationsebene" die Unterkategorie "Bessere Personalausstattung" kodiert.
Beispiel:
"(...) früher in der Altenpflege war viel mehr Personal als jetzt, ne. Und das kann ich nix änd/ Also ich kann daran nix ändern, ne. Und Personal kann ich nicht zaubern und, (ähh), ja. Ne, man muss einfach immer gucken auf die Kosten, ne. Und klar es kostet alles. Aber, ne ich denke, man muss da einfach in die Politik gehen und da einfach schrauben.." (Pflegekraft mit Migrationshintergrund, Teilnehmerin 3)

Pflege für Männer attraktiver machen (n=1)
Explikation:
Wenn eine interviewte Person äußert, dass durch politisches Einwirken der Altenpflegeberuf für die Männer attraktiver gemacht werden muss, dann ist diese Kategorie zu kodieren.
Beispiel:
"Sollen mehr Männer in der Pflege arbeiten, weil sie sind nämlich wie ein Stresspuffer (...).Wenn mehr Männer in der Pflege wären, dann wäre vielleicht dieser Zicken und vor allem diese Lästereien, ne, diese Lästereien/ Ich glaube, es ist so ne wage Vermutung, ne, und ich spreche da vielleicht nur dann auch meine Sicht, aber ich glaube dann wäre es auch so ein bisschen untergeschraubt." (Pflegekraft mit Migrationshintergrund, Teilnehmerin 2)

Investitionen in der Altenpflege (n=2)
Explikation: |

152

Wenn eine interviewte Person der Meinung ist, dass in der Altenpflege mehr Investitionen (z.B. für Ausstattung usw.) fließen sollen, dann ist diese Kategorie zu kodieren.

Abgrenzung:

Wenn von einer besseren Finanzierung der Mitarbeiter die Rede ist, dann ist nicht diese Kategorie, sondern die Kategorie " Gehaltserhöhung" zu kodieren.

Beispiel:

"(…) ich finde es ist definitiv, vor allem wenn man demografischen Wandel betrachtet und die Anzahl der älteren Menschen, durch aus investitionsfäh/ also ne man sollte investieren, grade in diesem Bereich!" (Pflegekraft mit Migrationshintergrund, Teilnehmerin 1)

Vertretung in der Politik (n=1)

Explikation:

Wenn eine interviewte Person der Meinung ist, dass der Altenpflegeberuf auf politischer Ebene vertreten werden soll, dann ist diese Kategorie zu kodieren.

Beispiel:

"(…) jeder normaler Beruf, der in der Gesellschaft vernünftig anerkannt wird hat / na gut das ist aber auch eine geschichtliche Entwicklung/ hat eine ja im Prinzip ne Berufsgenossenschaft mehr oder weniger im Rücken, ne? Ne Genossenschaft, wo die sich zusammen tun. Was ist mit der Pflege? DBfK? das ist freiwillig nach wie vor." (Pflegekraft mit Migrationshintergrund, Teilnehmerin 1)

Strenge Aufnahmebedingungen (n=1)

Explikation:

Wenn eine interviewte Person äußert, dass auf der politischen Ebene entschieden werden soll, die Aufnahmebedingungen für das Erlernen/Austüben des Altenpflegeberufes strenger zu machen, dann ist diese Kategorie zu kodieren.

Abgrenzung:

Geht es darum, dass selbst die einzelnen Mitarbeiter nach der Professionalisierung streben sollen, dann ist nicht diese Kategorie, sondern die Kategorie " Streben nach Professionalisierung" unter der Oberkategorie "Veränderungen auf Mitarbeiterebene" zu kodieren.

Beispiel:

"(…) vor allem Ding, die Leute auch ausbildet und nicht jeden Menschen, der nicht weiß, was er machen soll oder von Arbeitsamt werden die ins Altenheim rein gestopft, weil Hartz IV ausläuft oder was weiß ich." (Pflegekraft ohne Migrationshintergrund, Teilnehmerin 3)

Gehaltserhöhung (n=3)

Veränderungen auf Organisationsebene

Explikation:
Wenn eine interviewte Person äußert, dass die Veränderungen auf Organisationsebene notwendig sind, um die Belastungen auf dem Arbeitsplatz zu reduzieren und den Gesundheitszustand der Mitarbeiter zu verbessern, dann ist diese Kategorie zu wählen.

Abgrenzung:
Diese Kategorie wird nicht gewählt, wenn die Interviewteilnehmerin ihre

---

Explikation:
Wenn eine interviewte Person äußert, dass auf der politischen Ebene entschieden werden soll, die Gehälter der Mitarbeiter zu erhöhen, dann ist diese Kategorie zu kodieren.

Abgrenzung:
Ist von der Finanzierung der Altenpflege im Allgemeinen die Rede, dann ist nicht diese Kategorie, sondern die Kategorie "Investitionen in der Altenpflege" zu kodieren.

Beispiel:
"Ja die kann vielleicht erstmal die Gehälter erhöhen, aber es ist ja jetzt so ne Nebensache. Also ich finde schon, dass wir ziemlich unterbezahlt sind für das, was wir leisten, wenn ich das mit andren Berufsgruppen vergleiche so." (Pflegekraft ohne Migrationshintergrund, Teilnehmerin 2)

Abschaffen vom Wettbewerb in der Altenpflege (n=1)

Explikation:
Diese Kategorie wird kodiert, wenn eine interviewte Person der Meinung ist, dass kein Wettbewerb in der stationären Altenpflege stattfinden soll.

Abgrenzung:
Ist von der Abschaffung der Finanzierung nach Pflegestufen die Rede, dann ist nicht diese Kategorie, sondern die Kategorie "Finanzierung nach Pflegestufen abschaffen" zu kodieren.

Beispiel:
"Ich find diesen Wettbewerb total schlecht, weil ich den Eindruck habe, dass das nicht funktioniert, weil die Kunden können das nicht, weil je kränker sie sind, desto unfähiger sind sie das anzufordern." (Pflegekraft ohne Migrationshintergrund, Teilnehmerin 1)

- Gesundheitsförderung
- Ruhige Arbeitsweise
- Optimale Dienstplangestaltung
- Unterstützung von Vorgesetzten
- Bessere Personalausstattung
- Professionelle psychische Betreuung

Gesundheitsförderung (n=1)

Explikation:
Wenn eine interviewte Person äußert, dass der Arbeitgeber die professionellen psychischen Fürsorge der Gesundheit der Mitarbeiter (mehr) fördern muss, dann ist diese Kategorie zu kodieren.

Abgrenzung:
Geht es um Angebote der professionellen psychischen Fürsorge der Mitarbeiter, dann ist nicht diese Kategorie, sondern die Kategorie "Professionelle psychische Betreuung" zu kodieren.

Meinung über die notwendigen Veränderungen auf der Ebene der einzelnen Mitarbeiter äußert. In diesem Fall wird die Kategorie "Veränderungen auf Mitarbeiterebene" gewählt.	*Beispiel:* "Es ist relativ wenig von unseren also von den Häusern, in den ich gearbeitet hab, für die Gesundheit gemacht worden. Es ist, ein Mal im Jahr mal so Gesundheitstag gemacht worden. Da hat man so ein Ausflug gemacht mit dem Fahrrad und, was essen gegangen, ja. Und sowas, aber jetzt mal ernsthaft, das war/ es wäre halt schön gewesen wenn dieses, wenn man die Möglichkeit gehabt hätte, sich nicht privat um Sport kümmern zu müssen. Also sprich nen Fitnessstudio selbst zu bezahlen oder so was. Und wenn das zum Beispiel der Arbeitgeber gestellt hätte." (Pflegekraft mit Migrationshintergrund, Teilnehmerin 1)
	Ruhige Arbeitsweise (n=2) *Explikation:* Diese Kategorie wird gewählt, wenn eine Interviewteilnehmerin der Meinung ist, dass (ihr/-e) Arbeitsge-ber/Institution eine ruhige Arbeitsweise für die Mitarbeiter anbieten soll. *Beispiel:* " Also ich würde viel lieber entspannter arbeiten und nicht langsam, aber da würde ich wesentlich mehr ausführen." (Pflegekraft ohne Migrationshintergrund, Teilnehmerin 3)
	Optimale Dienstplangestaltung (n=4) *Explikation:* Diese Kategorie wird selektiert, wenn eine Interviewteilnehmerin der Meinung ist, dass der Arbeitsgeber die Dienstpläne besser gestalten soll. *Abgrenzung:* Ist von einem besseren Personalschlüssel die Rede, dann ist nicht diese Kategorie, sondern die Kategorie " Bessere Personalausstattung" zu kodieren. *Beispiel:* "Natürlich muss man da ganz viel ändern. Es ist relativ schlecht (emm) strukturiert finde ich so wie ich das kennen gelernt hab, dieses morgens bis dann und abends bis dann und dann vielleicht mal ein Zwischen-dienst. Also ich finde es müsste viel viel mehr andere Zwischendienstzeiten geben. Auch für Müttern mit Kindern oder was, ja, damit sie die Möglichkeit haben, die Kinder zuerst zu Kindergarten zu bringen und dann zu Arbeit zu kommen, für ne gewisse Stundenanzahl." (Pflegekraft mit Migrationshintergrund, Teilnehmerin 1)
	Unterstützung von Vorgesetzten (n=2) *Explikation:* Wenn eine interviewte Person äußert, dass der Vorgesetzter mehr Unterstützung/Verständnis für die

155

Mitarbeiter anbieten/zeigen soll, dann ist diese Kategorie zu kodieren.

Abgrenzung:
Bezieht sich die Meinung auf die Kollegen, dann ist nicht diese Kategorie, sondern die Kategorie "Für freundliche Atmosphäre sorgen" unter der Oberkategorie "Veränderungen auf Mitarbeiterebene" zu kodieren.

Beispiel:
"(...) eine unterstützende Atmosphäre, Vorgesetze, die einem helfen, anstatt einem irgendwie unter Druck zu setzten, sollte selbstverständlich sein." (Pflegekraft ohne Migrationshintergrund, Teilnehmerin 1)

Bessere Personalausstattung (n=2)

Explikation:
Wenn eine interviewte Person meint, dass der Arbeitsgeber mehr (qualifiziertes) Personal einstellen soll, dann ist diese Kategorie zu kodieren.

Abgrenzung:
Äußert die Person, dass solche Entscheidungen in der politischen Verantwortung liegen, dann ist nicht diese Kategorie, sondern die Kategorie "Mehr Personal" unter der Oberkategorie "Veränderungen auf Politikebene" zu kodieren.

Beispiel:
"(...) entweder machst du Überstunden oder siehst du, dass du während der Arbeitszeit fertig wirst. Und das ist halt etwas, wo ich denke, das hätte von Betrieb her durch aus auch anderes sein können. Na, also dass man das ganze ein bisschen entzerrt. Ich mein mehr Personal schadet so wie so nicht, grade in der Pflege (...)." (Pflegekraft mit Migrationshintergrund, Teilnehmerin 1)

Professionelle psychische Betreuung (n=2)

Explikation:
Diese Kategorie wird kodiert, wenn eine Interviewteilnehmerin der Meinung ist, dass in der (ihrer) Einrichtung eine professionelle psychische Betreuung angeboten werden soll.

Beispiel:
" Es ist für mich finde ich ein Zeichen von Qualität, wenn man den Mitarbeitern von selbst etwas anbietet, sprich Anbietet, dass es irgendwie Supervisionen gibt oder, dass man (emm) ja mit dem bestimmten Menschen reden kann, der Ahnung davon hat, von diesen seelischen, psychischen Belangen." (Pflegekraft mit Migrationshintergrund, Teilnehmerin 1)

Veränderungen auf Mitarbeiterebene	
Explikation:	- Geduldiger sein - Abschalten können - Für freundliche Atmosphäre sorgen

	- Streben nach Professionalisierung - Eigene Grenzen kennen - Motivation steigern - Vorbeugungsmaßnahmen
Wenn eine interviewte Person der Meinung ist, dass gewisse Veränderungen auf der Mitarbeiterebene passieren sollen, um die Belastungen auf dem Arbeitsplatz zu reduzieren und den Gesundheitszustand zu verbessern, dann ist diese Kategorie zu wählen. Dabei können sich die Aussagen sowohl auf sich selber beziehen, als auch auf die Kollegen oder Mitarbeiter allgemein. *Abgrenzung:* Ist von den Veränderungen die Rede, die nicht von einzelnen Mitarbeitern abhängig sind, sondern von der Institution, dann ist nicht diese Kategorie, sondern die Kategorie "Veränderungen auf Organisationsebene" zu wählen.	*Geduldiger sein (n=1)* *Explikation:* Diese Kategorie wird kodiert, wenn eine Interviewteilnehmerin der Meinung ist, dass sie oder ihre Kollegen bei der Verrichtung von Tätigkeiten geduldiger werden sollen. *Abgrenzung:* Ist von dem Verhältnis zueinander die Rede, dann ist nicht diese Kategorie, sondern die Kategorie "Für freundliche Atmosphäre sorgen" zu kodieren. *Beispiel:* "Bevor ich eine Peron raus hole, dann muss ich auf die anderen Kollegin warten. Also geduldiger, noch mehr geduldiger, als ich schon bin sein." (Pflegekraft mit Migrationshintergrund, Teilnehmerin 3) *Abschalten können (n=1)* *Explikation:* Diese Kategorie wird kodiert, wenn eine Interviewteilnehmerin der Meinung ist, dass sie oder ihre Kollegen lernen müssen, nach dem Arbeitstag abzuschalten. *Abgrenzung:* Geht es mehr darum, dass die Mitarbeiter ihre eigenen Grenzen setzen sollen, dann ist nicht diese Kategorie, sondern die Kategorie " Eigene Grenzen kennen" zu kodieren. *Beispiel:* "Wenn ich merke "Oh, heute hast du so ein Misst Tag gehabt, weil jemand hat dir was gesagt". Aber es ist so, ich nehme die Sachen oft auf persönliche Ebene, was man das nicht machen soll und das gefehlt nicht so. Also ich grenze mich schon ab, aber (emm) nicht genug, das muss ich noch lernen." (Pflegekraft mit Migrationshintergrund, Teilnehmerin 3) *Für freundliche Atmosphäre sorgen (n=2)* *Explikation:* Wenn eine interviewte Person der Meinung ist, dass die Mitarbeiter für eine bessere Atmosphäre und mehr Verständnis im Team selber sorgen sollen, dann ist diese Kategorie zu kodieren. *Abgrenzung;* Geht es um besseres Verständnis seitens des Vorgesetzten, dann ist nicht diese Kategorie, sondern die

Kategorie " Unterstützung von Vorgesetzten" unter der Oberkategorie " Veränderungen auf Organisationsebene" zu wählen.

Beispiel:

"Also du kannst dich mit den Kollegen besser verstehen. Also nette Sachen machen. Also unter Kollegen sich einfach gut verstehen und (...2). Also die kleine Sachen einfach sehen. Heute, also heute bin ich mit einer Kollegin, dann arbeite ich mit ihr, dann schließe ich mich mit ihr zusammen und wir versuchen einfach aus dem das Beste machen, ne." (Pflegekraft mit Migrationshintergrund, Teilnehmerin 3)

Streben nach Professionalisierung (n=2)

Explikation:

Wenn eine interviewte Person äußert, dass die Mitarbeiter Interesse an der eigenen Professionalisierung (qualifizierte Arbeit) zeigen sollen, dann ist diese Kategorie zu kodieren.

Beispiel:

"Einzelne Mitarbeiter können ja ihre Defizite aufbessern, in dem man sich selber um irgendwelche Fortbildungsmaßnahmen kümmert und auch möchte. Also dieses dieses Streben haben, etwas qualifizierte Arbeit zu wollen und nicht nur Geld zu verdienen." (Pflegekraft ohne Migrationshintergrund, Teilnehmerin 3)

Eigene Grenzen kennen (n=1)

Explikation:

Wenn eine interviewte Person äußert, dass die einzelnen Mitarbeiter mehr für sich selber einstehen sollen, in dem sie z.B. Erbringen von Überstunden oder Arbeiten am freien Tagen absagen sollen, dann ist diese Kategorie zu kodieren.

Abgrenzung:

Ist von der Verbesserung der Dienstplangestaltung die Rede, dann ist nicht diese Kategorie, sondern die Kategorie "Optimale Dienstplangestaltung" unter der Oberkategorie " Veränderungen auf Organisationsebene" zu wählen.

Beispiel:

" Also dieses, für sich selbst mehr einstehen. Ich glaube das ist etwas, was eher im Alter vielleicht noch kommt. Als ich junger war noch nicht unbedingt so der Fall. Also das ist auf jeden Fall wichtiger Punkt, dass man sagt. Stopp hier sind meine Grenzen. Ich bin definitiv an dem und dem Wochenende nicht da, ihr braucht mich gar nicht erst anzurufen, ja." (Pflegekraft mit Migrationshintergrund, Teilnehmerin 1)

Motivation steigern (n=2)

Explikation:

Diese Kategorie wird kodiert, wenn eine Interviewteilnehmerin der Meinung ist, dass die Mitarbeiter sich mehr für die Arbeit motivieren sollen.

Abgrenzung:
Ist von der Verbesserung des Verständnisses zwischen Kollegen im Team die Rede, dann ist nicht diese Kategorie, sondern die Kategorie "Für freundliche Atmosphäre sorgen" zu wählen.

Beispiel:
"Und das ist ebenso. Das viele schon so "Oh, ich hab kein Bock!", weiß du, und dann wie sollen sie das alles schaffen? Dann sage ich "fang doch erstmal an!" Und dann kommen wir/ irgendwann sind wir fertig, ne. Das ist das, jeder einzelner soll für sich überlegen, was er macht und was er möchte und versuchen an sich selber zu arbeiten. Seine Defizite aufzubessern." (Pflegekraft mit Migrationshintergrund, Teilnehmerin 1)

Vorbeugungsmaßnahmen (n=2)
Explikation:
Diese Kategorie wird kodiert, wenn eine Interviewteilnehmerin der Meinung ist, dass sie oder ihre Kollegen mehr auf ihre Gesundheit achten sollen.

Abgrenzung:
Geht es mehr darum, dass der Arbeitsgeber die Gesundheit der Mitarbeiter fördern muss, dann soll nicht diese Kategorie, sondern die Kategorie "Gesundheitsförderung" unter der Oberkategorie "Veränderungen auf Organisationsebene" gewählt werden.

Beispiel:
" Ja ich könnte zum Beispiel in meiner Freizeit mehr auf meiner Gesundheit achten, in dem ich halt vorbeugend (ähh) Fitness mache (...2) oder, ja." (Pflegekraft ohne Migrationshintergrund, Teilnehmerin 2)

"(...) die Bewohner, die hier wohnen, sagen wir mal, das müssen auch nicht deutsche sein, also das sind auch ausländische Abstammung. Aber sie haben diese Einstellung, die bezahlen und die fördern. (...). Also mach mal, wasch mich, ne, ich tue gar nix. Oder sagen wir mal, wenn der Kollege hat zu wenig Zeit, ne, dann ja gut, dann mache ich das allein. Und der Bewohner gewöhnt sich dran, dann macht er Hände so (zeigt mit den Händen nach unten). Und dann fordert er auch, wieso wieso waschen sich mich, also diese(lachend)." (Pflegekraft mit Migrationshintergrund, Teilnehmerin 3)

Veränderungen auf Bewohnerebene (n=1)
Explikation:
Wenn eine interviewte Person äußert, dass das Verhalten von Bewohner/-innen sich verändern soll, damit die Belastung der Mitarbeiter sich reduziert und der Gesundheitszustand sich verbessert, dann ist diese Kategorie zu wählen.

Tabelle 4: Kategoriensystem

159

Anhang C: Ergebnisse der Frequenzanalyse

I. Arbeitsbelastungen und gesundheitliche Beschwerden

1. Wege zu dem Beruf

Oberkategorie	Unterkategorie	Einheimische PK*	PK mit Migrationshintergrund	Gesamt
Altenpflege als Traumberuf		1		1
Altenpflege als Alternativberuf	Als Alternative zu anderem Beruf	1	2	3
	Als Alternative zum Studium		1	1
Andere Wege zum Altenpflegeberuf	Durch Zufall		2	2
	Kein konkretes Vorhaben	1		1
	Nach Ausschlusskriterien	1	3	4
	Nach Vorbild	1	2	3

1.1 Alternativen zur Altenpflege

Oberkategorie	Unterkategorie	Einheimische PK	PK mit Migrationshintergrund	Gesamt
		1	2	3

1.2 Faktoren, die bei der Entscheidung eine Rolle gespielt haben

Oberkategorie	Unterkategorie	Einheimische PK	PK mit Migrationshintergrund	Gesamt
Faktoren gegen Altenpflegeberuf	Aggressivität der Bewohner/-innen		1	1
	Strafrechtliche Konsequenzen		1	1
	Für jemanden Einspringen		1	1
	Wenig Freizeit		1	1
	Personalmangel	1	1	2
	Unqualifiziertes Personal	1		1
	Infektionsgefahr		1	1
	Tod der Bewohner/-innen		1	1
	Abneigung gegen die direkte Pflege		1	1
	Physische und psychische Belastungen	1	3	4
Faktoren für Altenpflegeberuf	Interesse an der Pflege	1	1	2
	Interesse an Medizin	1	2	3
	Verwendung von Kenntnissen für eigene Gesundheit		1	1
	Team	1		1
	Helfen zu können	1	1	2
	Alte Menschen verstehen	2	2	4
	Entfernung zum Wohnort	1		1
	Einfacher Beruf	1		1

	Einheimische PK	PK mit Migrationshintergrund	Gesamt
Berufsaussichten	1	1	2
Arbeitszeiten		1	1
Vergütung während der Ausbildung	1		1
Dauer der Ausbildung	1		1

2. Belastungen und Ressourcen am Arbeitsplatz

2.1 Ressourcen am Arbeitsplatz

Oberkategorie	Unterkategorie	Einheimische PK	PK mit Migrationshintergrund	Gesamt
Personale Ressourcen	Alter	1		1
	Trennung von Arbeit und Privatleben	1		1
	Positive Einstellungen		2	2
Ressourcen im Umgang mit Bewohner/-innen	Helfen den Bewohner/-innen	2	3	5
	Dankbarkeit von Menschen		2	2
	Direkte Arbeit mit Bewohner/-innen	1	2	3
Institutionelle Ressourcen	Selbstständig entscheiden		2	2
	Schichtsystem-positiv	2	1	3
	Ruhige Arbeitsweise	1		1

2.2 Belastungen am Arbeitsplatz

Oberkategorie	Unterkategorie	Einheimische PK	PK mit Migrationshintergrund	Gesamt
Belastungen durch Teamarbeit	Wenig Mitarbeit von Kollegen	1		1
	Wenig Anerkennung durch Kollegen		2	2
	Belastungen aufgrund von sprachlichen Problemen		1	1
	Belastungen aufgrund diverser Sichtweisen	1		1
Organisationsbedingte Arbeitsbelastungen	Alleine arbeiten zu müssen	1		1
	Keine seelische Unterstützung am Arbeitsplatz	1		1
	Belastungen aufgrund des Personalmangels	1	1	2
	Kein Verlass auf Dienstplan	1	1	2
	Keine Pause	1	1	2
	Zeitdruck	1	1	2
	Leistungsdruck	1	2	3
	Dokumentationsarbeit	1	3	4
	Schichtsystem-negativ		3	3
	Verantwortung übernehmen	2	1	3
	Viel Laufen	1	1	2
	Mehrere Aufgaben gleichzeitig erledigen	1	2	3
	Belastungen mit dem Schwerpunkt Heben	1	2	3

Oberkategorie	Unterkategorie	Einheimische PK	PK mit Migrationshintergrund	Gesamt
	und Tragen			
Belastungen im Umgang mit Bewohner	Tod der Bewohner/-innen	1	2	3
	Wenig Zeit für Bewohner/-innen	1	2	3
	Die Aufgaben von Angehörigen übernehmen	1		1

3. Veränderungen der Gesundheit während der Arbeit

Oberkategorie	Unterkategorie	Einheimische PK	PK mit Migrationshintergrund	Gesamt
Positive Veränderungen	Mehr Aufmerksamkeit für den eigenen Körper		1	1
	Gesunder Lebensstil	1		1
Keine Veränderungen	Keine Veränderungen allgemein		1	1
	Keine langfristigen Veränderungen	1		1
Negative Veränderungen		2	3	5

3.1 Erkrankungen

Oberkategorie	Unterkategorie	Einheimische PK	PK mit Migrationshintergrund	Gesamt
Erkrankungen-kurzfristig	Vorübergehende Schmerzen	1	1	2
	Infektionskrankheiten	2	1	3
	Atemwegsbeschwerden-kurzfristig	1		1
Erkrankungen-langfristig	Kopfschmerzen	1		1
	Muskel- und Skeletterkrankungen	1	2	3
	Psychische Probleme/Beschwerden	1	1	2

3.2 Ursachen für die Erkrankungen

Oberkategorie	Unterkategorie	Einheimische PK	PK mit Migrationshintergrund	Gesamt
Psychische Belastungen			2	2
Körperliche Anstrengungen			1	1
Belastungen allgemein		1		1
Mangelnde Hygiene am Arbeitsplatz		1		1

II. Subjektive Gesundheits- und Krankheitskonzepte

Oberkategorie	Unterkategorie	Einheimische PK	PK mit Migrationshintergrund	Gesamt
Gesundheitskonzepte	Gesundheit als wechselhafter Zustand		1	1
	Gesundheit als Gleichgewicht	1		1
	Gesundheit als Zweck zum Ziel	1	2	3
	Gesundheit als Abwesenheit von Krankheit	2	2	4
	Gesundheit als Wohlbefinden	1	2	3

Oberkategorie	Unterkategorie	Einheimische PK	PK mit Migrationshintergrund	Gesamt
Krankheitskonzepte	Krankheit als Verlust vom Selbstvertrauen		1	1
	Krankheit als Warnsignal		1	2
	Krankheit als soziale Abgrenzung		1	2
	Krankheit als etwas Zugefügtes	2	1	3
	Krankheit als Befreiung	1		1
	Krankheit als etwas Andauerndes	1	2	3
	Krankheit als Einschränkung	1	1	2
	Krankheit als Verlust von Arbeitsfähigkeit	2	1	3
	Gefahrdarstellung für die Anderen	1	1	2

Oberkategorie	Unterkategorie	Einheimische PK	PK mit Migrationshintergrund	Gesamt
Umgang mit der Erkrankung	Präventiver Umgang	2	2	4
	Abgrenzung von den anderen		1	1
	Suche nach Unterstützung in der Familie		1	1
	Selbstbehandlung		2	2
	Weinen	1		1
	Ärztliche Behandlung im schlimmsten Fall	2	3	5
	Suche nach dem Gesprächspartner	1	1	2
	Sich Ruhe geben	2	1	3
	Kündigung der Arbeitsstelle		1	1

III. Bewältigungsstrategien und Ressource in Stresssituationen
1. Individuelle Bewältigungsstrategien und Ressourcen
1.1 Individuelle Bewältigungsstrategien

Oberkategorie	Unterkategorie	Einheimische PK	PK mit Migrationshintergrund	Gesamt
Vor Stresssituation	Einlegen von Ruhepausen	1		1
	Tätigkeitreduktion	2		2
In Stresssituation	Ruhiger werden	1		1
	Informationssuche		1	1
	Prioritätensetzung	1	2	3
	Jemanden dazu holen		2	2
	Schrittweise arbeiten	1		1
	Verantwortung abgeben	1	1	2
	Raus aus der Situation gehen	3	1	4
	Wütend werden	2		2
Nach Stresssituation	Weinen		2	2
	Beten zu Gott		1	1
	Entspannung in der Freizeit		2	2

		Einheimische PK	PK mit Migrationshintergrund	Gesamt
	Sofort abschließen		1	1
	Wut auf die anderen rauslassen		1	1
	Gespräch	2	2	4

1.2 Ressourcen

Oberkategorie	Unterkategorie	Einheimische PK	PK mit Migrationshintergrund	Gesamt
Sozialkapital	Religion		1	1
	Beziehungspartner		1	1
	Familie	2	1	3
	Hobbys	3	1	4
	Freunde	3	2	5
	Kollegen	1	2	3
	Arbeitsgeber	3		3
	Professionelle Beratung	1		1

2. Wünsche nach Veränderungen und Aufbau weiterer Ressourcen

Oberkategorie	Unterkategorie	Einheimische PK	PK mit Migrationshintergrund	Gesamt
Veränderungen auf Politikebene	Finanzierung nach Pflegestufen abschaffen		1	1
	Mehr Personal	1	1	2
	Pflege für Männer attraktiver machen		1	1
	Investitionen in der Altenpflege		2	2
	Vertretung in der Politik		1	1
	Strenge Aufnahmebedingungen	1		1
	Gehaltserhöhung	2	1	3
	Abschaffen vom Wettbewerb in der Altenpflege	1		1
Veränderungen auf Organisationsebene	Gesundheitsförderung	1		1
	Ruhige Arbeitsweise	1	1	2
	Optimaler Dienstplangestaltung	2	2	4
	Unterstützung von Vorgesetzten	1	1	2
	Bessere Personalausstattung	1	1	2
	Professionelle psychische Betreuung		2	2
Veränderungen auf Mitarbeiterebene	Geduldiger sein		1	1
	Abschalten können	1		1
	Für freundliche Atmosphäre sorgen		2	2
	Streben nach Professionalisierung	1	1	2
	Eigene Grenzen kennen		1	1

Veränderungen auf Bewohnerebe-ne			
Motivation steigern	1	1	2
Vorbeugungsmaßnahmen	1	1	2
	1	1	1

*PK - Pflegekräfte